Docteur Adolphe BONAIN

Médecin-Major de 2ᵉ classe des troupes coloniales

L'Européen

sous les Tropiques

Causeries

d'Hygiène coloniale pratique

AVEC 23 PHOTOGRAVURES ET 28 CROQUIS DANS LE TEXTE

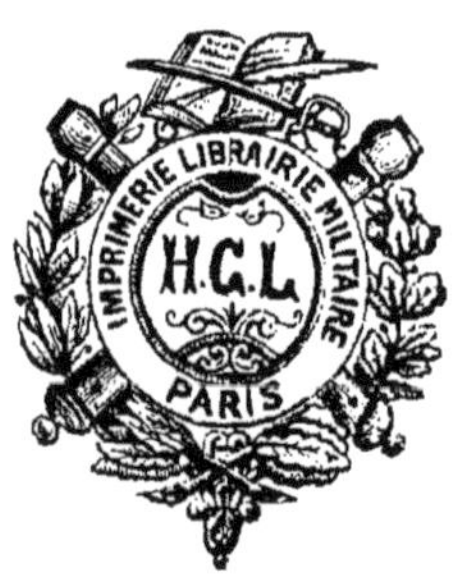

PARIS

HENRI CHARLES-LAVAUZELLE

Éditeur militaire

10, Rue Danton, Boulevard Saint-Germain, 118

(MÊME MAISON A LIMOGES)

L'Européen sous les Tropiques

Docteur Adolphe BONAIN

Médecin-Major de 2° classe des troupes coloniales

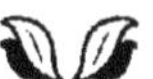

L'Européen
sous les Tropiques

Causeries
d'Hygiène coloniale pratique

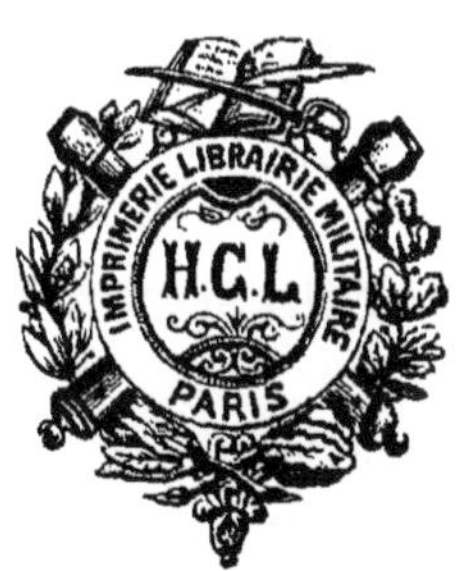

PARIS

HENRI CHARLES-LAVAUZELLE

Éditeur militaire

10, Rue Danton, Boulevard Saint-Germain, 118

(MÊME MAISON A LIMOGES)

A Monsieur le général FREY, commandant la 1re division d'Infanterie Coloniale,

Paris.

Mon Général,

Permettez-moi de vous offrir la dédicace de ce livre.

La première idée m'en a été inspirée lorsque j'avais l'honneur de servir dans votre division, à Brest, en qualité de médecin-major du 2e régiment d'infanterie coloniale, sous les ordres de M. le colonel Privé.

Je contribuais alors pour une faible part aux leçons d'enseignement colonial pratique, sous forme de causeries, dont notre colonel avait pris l'initiative au régiment. Il m'a paru utile d'entreprendre un manuel pratique d'hygiène coloniale.

Indiquer la genèse des affections tropicales ; rendre évidentes à tous les causes qui les font naître ; montrer le remède dans la pratique de l'hygiène : c'est ce que j'ai essayé de faire dans ce manuel.

Je lui ai donné la forme de causeries parce que, si l'on fait abstraction de ses parties techniques, l'hygiène n'est pas une science farouche et qu'elle semble bien s'accommoder du ton de la conversation familière.

Mettant à profit les enseignements multiples donnés avec tant d'autorité par notre inspecteur général, M. le docteur Kermorgant, j'ai voulu tenter de marcher dans la même voie en m'aidant du peu d'expérience personnelle que j'ai pu acquérir par mon séjour dans les pays intertropicaux.

En vertu du principe : *Mieux vaut prévenir que guérir*, je crois fermement que la connaissance parfaite et l'application rigoureuse des notions d'hygiène pratique sont d'une efficacité bien plus haute que celle des formulaires à l'usage des postes dépourvus de médecins.

Qu'apprend en effet le *médecin de papier ?* A faire quelques pansements, et à soigner quelques indispositions. Loin de moi, cependant, l'idée de combattre son utilité. Mais quant à son rôle prophylactique, il est nul.

D'où vient que trop longtemps nos colonies ont été considérées comme des *terres de mort* et que l'idée d'insalubrité ne pouvait s'en séparer ? C'est parce que les causes des endémies nous étant inconnues, les installations de nos premiers établissements étaient comme à plaisir mal dirigées. On se fixait d'abord sur le littoral, aux embouchures des fleuves, dans les terrains bas d'alluvions, couverts de marais et de palétuviers, où pullulaient les moustiques.

Venaient le paludisme, le choléra, la fièvre jaune ; on ne savait du soleil, du sol, ou de l'eau lequel incriminer.

Depuis cette époque déjà lointaine, les progrès de l'hygiène coloniale ont été rapides ; et je crois qu'il est bon de saisir l'occasion d'en vulgariser les notions dans nos troupes coloniales.

Nul doute que la mise en pratique des enseignements de l'hygiène nécessitera de la part des chefs de poste une surveillance plus active, un souci plus constant des mesures propres à préserver leurs soldats des atteintes meurtrières des endémies des pays chauds. Par le soin qu'ils auront de les observer strictement, avec une rigueur *inflexible* et soutenue, ils feront la preuve de leur souveraineté.

Le jour n'est pas loin où l'on considérera comme une lourde faute de commencer les fondations d'une caserne, d'un hôpital, d'un simple pavillon, sans avoir au préalable soigneusement drainé le sol ; où nos hôpitaux seront tous abondamment pourvus d'eau et de pavillons d'isolement, complètement entourés d'un fin treillis métallique.

Mais le jour où les soldats mettront d'eux-mêmes en application les leçons de l'hygiène, et où les indigènes, instruits dans ce sens, suivront leur exemple, l'assainissement des régions insalubres sera un fait accompli.

C'est pour concourir à ce but que j'ai entrepris ce modeste ouvrage.

Permettez-moi, mon Général, de le mettre à l'abri de votre nom et de votre haute autorité coloniale.

Je souhaite qu'il soit de quelque utilité aux soldats, aux sous-officiers de nos troupes coloniales ; enfin à mes compagnons des campagnes lointaines, à cet admirable corps d'officiers parmi lesquels je compte tant d'excellents amis.

Veuillez agréer, mon Général, l'expression de mon respectueux dévouement.

Dr A. BONAIN.

PRÉFACE

Mon Cher Camarade,

J'accepte avec plaisir, en souvenir des circonstances que vous rappelez dans votre lettre, la dédicace que vous m'offrez de votre ouvrage dont l'utilité n'échappera certainement à aucun de ceux que préoccupent la santé de nos troupes, celle des colons qui vont porter dans nos établissements d'outre-mer le concours de leur dévouement à l'œuvre civilisatrice de la France, et, aussi, la santé de ces millions d'indigènes que notre intérêt bien entendu comme les sentiments de générosité inhérents à notre race, nous commandent d'associer, d'une manière de plus en plus intime, au progrès croissant de cette œuvre.

Sous la forme de causeries que vous avez cru devoir lui donner, pour en faciliter sans doute la lecture, votre Manuel, orné de curieuses illustrations, n'en constitue pas moins une étude sérieuse et documentée, ainsi que le montrent les titres des quinze chapitres qui y sont développés, de toutes les questions se rattachant à l'hygiène coloniale, et si la familiarité de la forme le rend ainsi plus accessible aux cadres subalternes et même au plus grand nombre des soldats, on ne pourra que vous en remercier.

C'est qu'en effet, selon l'heureuse expression que vous avez employée, il est bon, en hygiène comme en tactique, à l'heure actuelle, de se faire, des sol-

dats, des auxiliaires éclairés bien plus que des instruments. *Il importe, dans ce même but, de leur signaler et de signaler, à toute occasion, à ceux auxquels incombe le devoir de veiller à leur conservation, le danger principal contre lequel l'Européen ait à lutter dans ces colonies, considérées communément comme des terres de mort. Ce n'est point, il ne faut pas cesser de le répéter, au feu de l'ennemi que sont dues le plus grand nombre des victimes que l'on y compte ; il faut en imputer la perte à la négligence, aux imprudences, aux préjugés si tenaces de la routine, et surtout, aussi, à l'ignorance des véritables conditions qui s'imposent à la vie coloniale, dans les stationnements comme en cours d'expédition. A ce point de vue, votre chapitre sur l'hygiène morale présente, en particulier, un réel intérêt.*

L'existence coloniale offre, en effet, à l'Européen des séductions nombreuses dont la plupart recèlent un poison redoutable : s'il cède à leurs tentations, le plus robuste cerveau s'atrophie à la longue et devient incapable d'effort viril. En suivant les conseils que vous lui prodiguez, l'Européen se trouve prémuni contre de semblables dangers.

Enfin, par la manière dont vous y savez user des découvertes les plus récentes de la science médicale pour éclaircir et résoudre un certain nombre de questions relatives aux méthodes les plus capables de prévenir et, le cas échéant, de combattre les maladies endémiques ou épidémiques, aux colonies ; par la vulgarisation des notions, des recommandations, des prescriptions de toute sorte, basées sur de nombreux faits d'observation et ayant trait aux principes qui doivent guider l'administration coloniale et le commandement dans toutes leurs décisions concernant le mode d'alimentation de l'Européen, le choix de son vêtement, la détermination de l'emplacement, de l'orientation, du genre de construction de nos habitations, casernes, établissements sanitaires, etc., votre Manuel complète, d'une manière opportune, la série de publications que nous devons à vos camarades des corps de santé de la marine et des colonies, de ces auxiliaires si puissants du gouvernement colonial, par l'action bienfaisante qu'ils sont susceptibles d'exercer sur les populations indigènes que nul, mieux que le médecin, par la nature de ses fonctions, ne peut pénétrer aussi facilement et aussi profondément : corps admirables dont on ne saurait trop louer l'abnégation et la valeur professionnelle, et dont, personnellement, au cours de diverses circonstances de guerre, j'ai été à même d'apprécier la science éclairée et le parfait dévouement.

Croyez, mon Cher Camarade, à mes sentiments bien cordiaux.

Général FREY.

Octobre 1906.

L'Européen sous les Tropiques

Avant d'aborder l'étude de l'hygiène tropicale et
la recherche des moyens qu'il nous faudra mettre en
œuvre si nous voulons nous préserver des maladies des
pays chauds, voyons auparavant, si vous le voulez, ce
que sont, en somme, ces affections des tropiques que
nombre de nos jeunes soldats redoutent d'autant plus
qu'elles leur apparaissent entourées d'un certain mystère, qu'elles leur sont inconnues en un mot ; et qu'il
leur semble devoir en subir fatalement les atteintes.

Eh bien ! la vérité, c'est qu'il n'existe pas de maladies spéciales aux pays chauds. La pathologie est unique. Toutes les maladies tropicales existent, notez-le
bien, dans nos pays tempérés, et les affections qui sont
notre apanage, à nous Européens, n'épargnent pas
davantage les noirs du Centre africain.

Il y a seulement prédominance des unes en deçà, des
autres au delà des tropiques.

S'il était nécessaire, pour appuyer cette assertion
librement émise, d'un avis plus autorisé que le mien, je
le trouverais dans cette phrase de Leroy de Méricourt :
« Existe-t-il une flore pathologique comme une flore
botanique avec ses habitats, limites géographiques des
maladies ? Nous ne le pensons pas, car pour que cette
comparaison et ces expressions fussent exactes, il faudrait pouvoir donner au mot espèce en pathologie la
valeur qu'il a en histoire naturelle. Or, il ne peut y

prendre place que d'une manière figurée et comme arti-
fice de langage. »

Des causes différentes, vous le préjugez bien, ont sur
notre organisme des effets différents. Ici, par exemple,
le froid provoquera des affections pulmonaires, des pleu-
résies, des bronchites, des pneumonies. Là-bas la chaleur aura son fâcheux retentissement sur l'estomac, le
foie, l'intestin.

Or, cette prédominance des affections de l'abdomen
sur les affections thoraciques est précisément la caractéristique la plus grande de la pathologie tropicale.

Donc, vous le voyez, dès maintenant nous pouvons
entrevoir quelle importance devra prendre au cours de
notre sujet l'hygiène de l'alimentation.

Il va de soi que l'homme d'Europe qui aborde les
pays tropicaux aura dès le début à lutter surtout contre la chaleur. Or, cet agent provoquera dans son organisme quelques désordres. Il lui faudra donc s'attacher
avant tout à s'y accoutumer ; mais il devra aussi lutter
contre lui et faire tous ses efforts pour le combattre.

Puis il rencontrera des endémies, dont ne sont pas
indemnes, remarquez-le bien, les plus beaux pays de
notre Europe, mais qui, sous l'influence des températures élevées, ont bientôt fait de revêtir sous les tropiques un caractère de gravité inconnu jusqu'alors.

Enfin il arrivera que, sous l'action combinée de la
chaleur et de l'humidité, les germes des maladies infectieuses auront pu, à un moment donné, acquérir leur
maximum de nocivité, et l'on verra éclore les épidémies. C'est la genèse ordinaire de ces affections. Somme
toute, nulle différence avec ce qu'on peut observer normalement dans les pays tempérés, si ce n'est que, sous
les tropiques, les agents infectieux sont en prédominance.

Un point reste établi, c'est qu'en fait de morbidité l'Européen qui vient sous les tropiques ne fait que changer d'ennemi.

Eh bien! armez-le, cet Européen, le soldat surtout, protégez-le, défendez-le contre les endémies des pays chauds et même un peu contre lui-même, d'après les données actuelles de la science ; et vous verrez bientôt la morbidité, la mortalité de nos possessions d'outre-mer s'abaisser rapidement.

En effet, est-ce dans nos grands centres coloniaux où des habitations vastes, bien aérées, offrent à nos fonctionnaires un confortable souvent luxueux ? Est-ce là, je vous le demande, que l'Européen souffre aux colonies ? Non. C'est sous la paillote, dans la brousse, à proximité des forêts, des terrains vierges, des marigots, des puits souillés. C'est dans les constructions provisoires qui durent des années, que l'Européen grelotte la fièvre dans l'obscurité et l'humidité ; là où il n'est protégé ni contre la chaleur, ni contre l'humidité du sol ou de l'atmosphère, où le vêtement est défectueux, où le sol est souillé, l'eau mauvaise, l'alimentation vicieuse ; où le moral faiblit à mesure que progresse la misère physiologique.

C'est dans nos postes éloignés, en un mot, dans nos postes de la brousse.

C'est donc là qu'il faudra surtout s'attacher à appliquer, dès le début, les notions d'hygiène pratique dans toute leur rigueur. Cela se fera sans grande dépense ; un peu plus de travail et de prévoyance en feront les frais. Et puisqu'il n'est pas possible, après tout, de se passer d'établissements de fortune, de constructions provisoires, du moins est-il permis d'espérer que leur aménagement hygiénique n'est pas chose irréalisable.

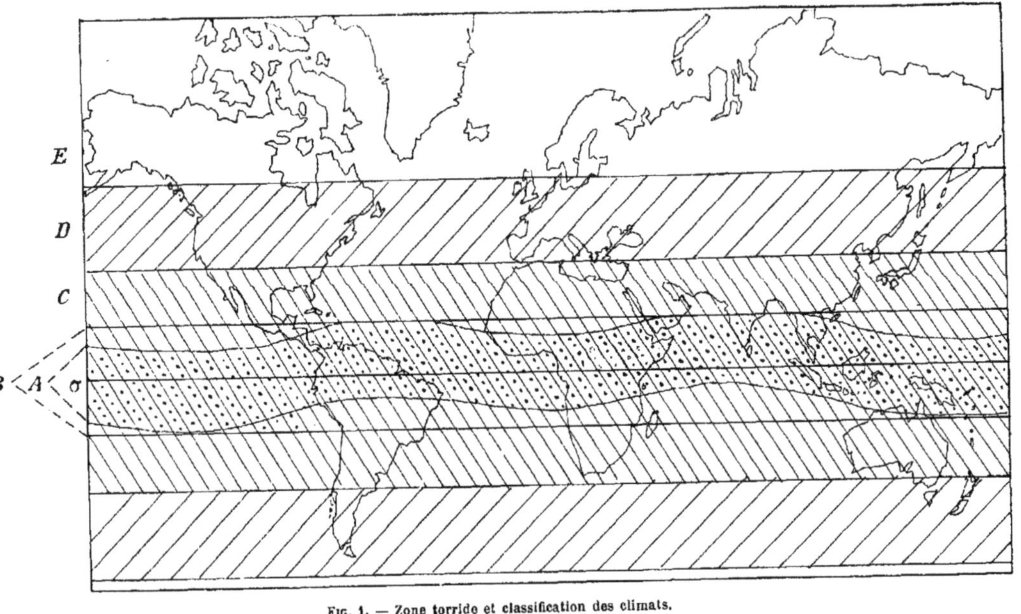

Fig. 1. — Zone torride et classification des climats.

A. Zone torride; *B*. Climats tropicaux; *C*. Climats chauds; *D*. Climats tempérés; *E*. Climats froids.

I

L'ATMOSPHÈRE

A) **Milieu météorologique.**

Je pourrais entrer dès l'abord dans le cœur du sujet, et commencer avec vous l'étude des modifications fonctionnelles apportées à notre organisme par le climat intertropical.

Mais, qu'est-il d'abord, ce climat ? Par quoi est-il caractérisé ? Est-ce qu'il ne semble pas important que nous le sachions, si nous voulons bien comprendre l'influence qu'infailliblement il aura sur notre vie physiologique ?

Certes, je ne m'attarderai pas à vous parler des différentes classifications des climats, ni de leur valeur respective.

Que suffit-il de savoir à l'hygiéniste ? C'est qu'à mesure qu'on progresse des pôles vers l'équateur la température s'élève.

J'entends déjà certains d'entre vous discuter cette assertion. La température du Sénégal, dites-vous, est plus élevée que celle du Gabon. Les chaleurs de l'été tonkinois sont plus fortes que celles de la Cochinchine.

C'est juste ; ou, pour être plus rigoureusement précis, c'est en partie juste. Il est indéniable en effet que les températures les plus élevées s'observent dans les tropiques et non sous l'équateur ; mais, d'autre part, il convient aussi de ne pas oublier que les saisons y sont plus tranchées et que les températures nocturnes y sont parfois très basses.

Dans la zone équatoriale, au contraire, plus de variations saisonnières, plus d'écarts nycthéméraux appréciables ; la chaleur est égale, uniforme, continue. L'organisme y est soumis d'une façon constante, sans trêve, sans repos, sans la détente bienfaisante d'une nuit fraîche. C'est bien là pour l'hygiéniste la région la plus chaude du globe.

Aussi, quelque artificiel que cela puisse paraître, adopterons-nous, pour constituer la base de la division des climats tropicaux en latitudes, le système donné par de Humboldt en 1817.

D'après lui les climats étaient délimités par des lignes isothermes se confondant sensiblement avec les parallèles, et dont l'équateur de chaleur était représenté par l'isotherme + 28. Mais il ne tenait aucun compte des modifications qui peuvent être apportées aux climats régionaux par l'altitude, les vents constants, le voisinage de la mer, des lacs, des grands cours d'eau.

Il partageait la terre en trois zones climatériques pour chaque hémisphère :

Zone froide ou polaire ;

Zone tempérée sustropicale ;

Zone torride intertropicale.

Nous contenterons-nous de cette division ?

A vrai dire elle ne nous paraît pas suffisante ; car nous savons déjà que les conditions physiques d'un lieu qui avoisine le tropique ne ressemblent en rien à celles d'un lieu situé sous l'équateur.

Laissant donc de côté la zone froide qui, aussi bien, ne saurait nous intéresser, nous diviserons avec mon maître le professeur Le Dantec la zone chaude en trois climats :

Climat sustropical, sans pluie ;

Climat tropical à une saison des pluies ;

Climat équatorial à deux saisons des pluies.

Vous savez, en effet, que le soleil dans sa marche apparente entraîne à sa suite l'anneau nuageux qui entoure la zone équatoriale, semant la pluie partout où il passe.

Suivons-le dans sa marche d'un tropique à l'autre ; venant de l'hémisphère sud, il passe au zénith de l'équateur et progresse vers le tropique du Cancer pour s'infléchir de nouveau vers le sud. Une seconde fois dans l'année il repassera au zénith de tous les lieux qu'il a successivement traversés dans sa déclinaison nord, entraînant avec lui son cortège de nuages et de pluies torrentielles.

Sous l'équateur, le mouvement apparent du soleil est à peine sensible. La ceinture de nuages qu'il déplace ne dépasse guère la ligne au cours de ses oscillations de l'hémisphère boréal à l'hémisphère austral.

Eh bien ! de tout cela, il s'ensuit que nos trois climats seront ainsi caractérisés :

La température, la tension hygrométrique, la tension électrique y seront d'autant plus élevées que nous avancerons vers l'équateur où elles atteindront leur maximum.

Nous voyons aussi ce que peuvent être les saisons entre ces deux limites nord et sud de la déclinaison du soleil. Elles sont marquées par la sécheresse ou par l'abondance des pluies. Elles sont au nombre de deux et portent le nom de *saison sèche* et d'*hivernage*.

Immédiatement au-dessus des tropiques, la sécheresse est la règle ; les pluies sont extrêmement rares ;

la végétation presque nulle. Une chaleur torride y accuse seule, durant les mois d'été, la proximité du soleil dont les rayons encore obliques brillent vers le nord d'un éclat non voilé de toutes les vapeurs qu'il traîne après lui.

Mais franchissons le Cancer. Une courte saison des pluies nous avertit que nous sommes dans l'atmosphère tropicale ; que nous avons pénétré sous cet anneau de nuages accumulés par l'énorme évaporation des océans.

Un peu plus au sud, la saison des pluies se prolongera ; mais le climat tropical restera caractérisé par deux saisons :

Une grande saison sèche ;

Une petite saison des pluies.

Plus au sud encore, à la limite du Pot-au-Noir en déclinaison nord, nous aurons une saison sèche à peu près égale à la saison des pluies ; mais, dès lors, les saisons seront dédoublées deux à deux et alternées comme il suit :

Une petite saison sèche ;

Une grande saison des pluies ;

Une grande saison sèche ;

Une petite saison des pluies.

Enfin, à l'équateur, on peut dire que l'hivernage est à peu près constant.

Eh bien ! si l'on fait exception pour le choléra, qui prend naissance avec les premières pluies, c'est à la fin de l'hivernage que se développent de préférence la plupart des maladies infectieuses qui atteignent les Européens.

Il existe un proverbe sénégalais qui dépeint naïvement, mais avec vigueur, la morbidité d'un climat tropical type comme l'est celui du Sénégal :

« La chute des feuilles du baobab, disent les Wolofs, c'est la mort des noirs ; la pousse des feuilles, c'est la mort des blancs. »

C'est donc, nous l'avons vu, le passage apparent du soleil au zénith d'un lieu, qui amène l'hivernage. Nul besoin de dire que la tension de la vapeur d'eau dans l'atmosphère, toujours élevée sous les tropiques, atteint pendant cette saison un très haut degré. On peut s'en rendre compte si l'on songe que, d'après Le Dantec, à la température de 30° un mètre cube d'air peut contenir 30 grammes d'eau.

Cette tension hygrométrique est en étroite corrélation avec la température ; elle augmente et décroît avec elle.

On comprendra facilement l'influence que le voisinage des grandes surfaces liquides peut avoir sur la tension hygrométrique d'un lieu. L'air atmosphérique y sera d'autant plus chargé en vapeur d'eau que le voisinage de ces grandes masses d'eau sera plus immédiat.

Il convient d'ajouter que la raréfaction de l'oxygène est une conséquence constante de la diminution de la pression d'air sec dans l'atmosphère. De plus, la combinaison de ce gaz avec l'hémoglobine de nos globules sanguins est diminuée par les températures élevées. Il en résulte que les climats chauds et humides sont les climats anémiants par excellence.

Les climats maritimes doivent l'égalité de température qui les caractérise à ce milieu atmosphérique humide qui amoindrit les écarts saisonniers et les changements brusques de température. On n'y observe pas de températures extrêmes.

« En pleine mer, a dit Rochard, on ne connaît ni les froids rigoureux ni les fortes chaleurs. »

En même temps que la tension hygrométrique, s'accroît, quand vient l'hivernage, la tension électrique de l'atmosphère. Elle est inégalement distribuée dans la zone tropicale. Moins élevée au voisinage du tropique, elle est très grande sous l'équateur.

On attribue généralement la production de l'électricité atmosphérique dans les pays chauds à la rapidité des évaporations et des condensations, au déplacement des nuages chargés d'électricité contraire, à la végétation, etc.

Quoi qu'il en soit de sa production, l'influence de la tension électrique sur l'organisme est des plus manifestes, chacun l'a ressentie.

Chez certains, elle se traduit par un sentiment d'angoisse, de la prostration, de la gêne respiratoire. Chez d'autres, au contraire, par une action sur les centres nerveux, elle produit de l'excitation et de l'exagération des réflexes.

On sait qu'au cours des orages, les malades sont puissamment influencés par l'électricité atmosphérique, et que cette action peut aller jusqu'à déterminer des issues fatales, imprévues à si bref délai.

Enfin, on a même attribué à l'éclosion des orages une influence sur la détermination des états épidémiques. Le choléra en particulier semble prendre naissance assez souvent à l'occasion d'une série d'orages.

Quelle est, en pareil cas, la cause à incriminer? Est-ce la quantité d'eau tombée? l'état électrique de l'atmosphère qui a précédé l'orage? ou bien encore la production d'ozone déterminée par l'étincelle?

Certains auteurs penchent pour cette dernière opinion. Mais, étant donné que la production d'ozone est augmentée dans l'air en proportion notable après un orage, et qu'on attribue à ce gaz éminemment oxydant des propriétés désinfectantes et antiputrides très sérieuses, la question reste en suspens.

« Sans parler de la fulguration, évidemment fréquente mais qui n'offre rien de spécial, l'électricité tropicale est un élément de perturbation et de danger qui est pour ainsi dire de tous les instants dans la saison des pluies. La saison sèche, seule, amène une détente. Mais ce n'est guère qu'entre le quinzième degré et le tropique que se rencontre cette circonstance atténuante. Dans toute la région équatoriale le tonnerre est nombreux, menaçant et la tension électrique absorbe les deux tiers de l'année. (1) »

Quelle importance attacherons-nous à la pression barométrique, dont les variations presque nulles à l'équateur, marquent, sous les tropiques, par une brusque dépression l'imminence d'une tornade ou d'un coup de vent ?

Elle est caractérisée dans les pays intertropicaux par deux maxima et deux minima dans la même journée. Ce sont les *heures-tropiques* des météorologistes.

Au point de vue physiologique, il convient d'observer que la diminution brusque de la pression barométrique provoque un appel des liquides à la périphérie, et, par suite, des congestions, du malaise, une sensation d'accablement.

Je pourrais borner là les notions élémentaires de climatologie qu'il est utile de connaître à qui veut faire de l'hygiène tropicale si, en effet, les climats de toutes les latitudes étaient uniformément semblables ; mais, en définitive, ce court exposé serait incomplet si je ne vous disais quelques mots des modifications qui peu-

---

(1) Treille, *Hygiène coloniale.*

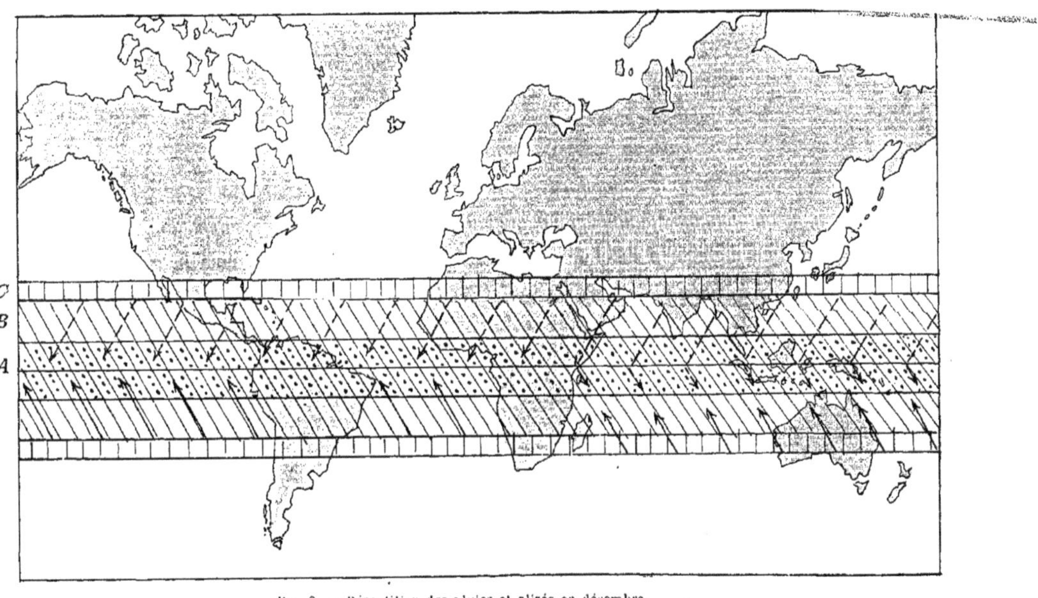

Fig. 2. — Répartition des pluies et alizés en décembre.

A. Zone équatoriale (deux saisons des pluies) ; B. Zone tropicale (une saison des pluies) ; C. Zone sus-tropicale (pas de pluies).

vent être apportées aux climats régionaux par les vents, le voisinage des grandes masses liquides, et surtout par les altitudes.

Nous avons parlé tout à l'heure du « Pot-au-Noir », séjour des pluies diluviennes et des grands calmes autrefois redoutés des navigateurs.

Eh bien ! de part et d'autre de cette zone sensiblement équatoriale règnent des vents constants, soufflant toujours dans la même direction et connus sous le nom d'alizés.

« Les vents alizés, dit le professeur Le Dantec, étaient inconnus des anciens. Ils jetèrent l'effroi parmi les compagnons de Colomb qui s'imaginèrent que ces vents conduisaient tout droit à un gouffre situé aux limites du monde. »

Dans l'hémisphère nord leur direction est nord-est ; sud-est dans l'hémisphère austral. Cette notion de la constance des vents dans les tropiques est très importante à retenir. Elle a une haute valeur en hygiène coloniale où elle trouve à tout instant son application, chaque fois qu'il s'agit du choix de l'emplacement et de l'orientation des maisons, des rues et des villes elles-mêmes.

Et, certes, j'irais contre ma pensée si je ne vous disais qu'à cet égard on semble avoir été à l'inverse du bon sens hygiénique dans la plupart de nos colonies ; ou que, du moins, nul souci de la direction des vents régnants n'est intervenu au début de nos établissements dans l'orientation des casernes, hôpitaux, postes militaires, etc.

Cependant il faut bien reconnaître que cette notion d'hygiène est d'une application plus fréquente à l'heure actuelle et qu'un progrès réel s'est accompli en ce sens dans certaines de nos possessions d'outre-mer. J'estime

qu'on ne saurait trop l'encourager. On n'insistera jamais assez sur l'utilité d'une bonne ventilation, chose
toujours facile à réaliser aux colonies.

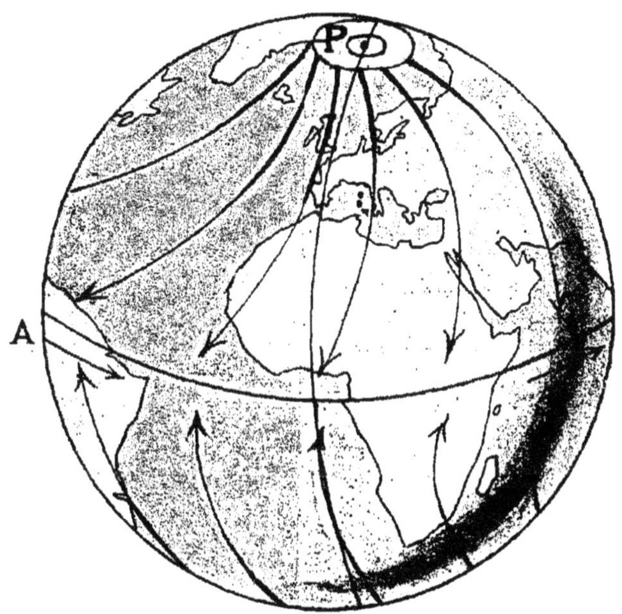

FIG. 3. — Schéma de la formation des alizes.

A. Sens de rotation de la terre.
P. Pôle nord.

Les courants atmosphériques, se dirigeant du pôle vers l'équateur, ont pris,
au niveau des tropiques où la rotation est plus rapide, une direction oblique.

Que le voisinage de grandes portions de continent
surchauffées, telles que le Sahara, les plateaux arides
de l'Asie centrale, amènent en certaines régions des
oscillations, des déviations des vents constants en don
nant lieu au phénomène des moussons, cela n'est
d'aucune importance ; les moussons soufflent en sens
contraire des alizés. Or, la plupart des maisons coloniales ayant deux façades principales, l'orientation

sensiblement nord-est - sud-ouest sera la meilleure dans l'hémisphère nord. La façade sud-ouest recevra la mousson pendant une partie de l'année, et, lorsque cette dernière aura molli, puis enfin rétrocédé, les alizés n'étant plus contenus viendront ventiler la face nord-est.

Au total, le vent n'est que de l'air en mouvement et, par suite, de l'oxygène constamment renouvelé. C'est donc un agent bienfaisant. Le vent de la mer est plus particulièrement salubre, car il est à peu près dépourvu de micro-organismes et des poussières soulevées et entraînées par les vents qui ont passé sur les terres.

Il ne faudrait pourtant pas attribuer aux vents le rôle important qu'on leur donnait autrefois dans le transport des germes de l'atmosphère et des fameux miasmes délétères. On sait actuellement que la plupart des micro-organismes et des agents infectieux de l'atmosphère sont rapidement détruits et rendus inoffensifs par l'oxydation et l'insolation.

Un autre rôle des vents est d'égaliser la température, en déplaçant les couches d'air échauffées, puis en les mêlant aux couches refroidies, et de l'abaisser en favorisant l'évaporation. Ils répartissent aussi d'une façon égale dans l'atmosphère l'oxygène de l'air, et fertilisent les pays arides en leur amenant les nuages et la pluie.

Enfin, il existe dans certaines contrées des vents secs et chauds dont l'action physiologique ne peut être passée sous silence. Au Sénégal, c'est le vent d'est ou harmattan, en Algérie le simoun, et le khamsin à la côte des Somalis.

Ces vents sont d'autant plus brûlants qu'ils sont chargés de fines particules de sable surchauffées par le soleil. Quand ils soufflent, l'Européen doit s'enfermer avec soin, et humidifier son milieu, arroser largement et fréquemment le sol, se lotionner, pratiquer l'enveloppement dans un drap mouillé, etc.

À défaut de ces précautions, la peau, les muqueuses se dessèchent et se fendillent ; l'évaporation cutanée est activée à un point tel que la sueur n'a pas le temps de se former. Les mouvements respiratoires et le pouls sont accélérés ; il y a angoisse, dyspnée, etc.

Ces phénomènes n'atteignent jamais une très haute gravité, et ne sont, il est vrai, que passagers ; mais si cette action physiologique se prolongeait, elle pourrait cependant déterminer assez vite un état de faiblesse et d'anémie.

Faut-il revenir sur l'influence de la mer comme modificateur et sur ce que je vous ai dit du caractère d'égalité des climats maritimes, à propos de la tension hygrométrique dans les pays chauds ?

Egalité et modération de la température, telle est la caractéristique de ces climats. D'un côté, en effet, l'énorme évaporation qui se fait à la surface de la mer soustrait à l'atmosphère une grande quantité de son calorique. Puis les masses considérables de vapeur d'eau ainsi formées en se dispersant sur les terres ont pour effet de modérer les écarts de température du jour à la nuit, et d'une saison à l'autre.

Ce caractère des climats maritimes est d'autant plus marqué que l'influence de la mer et des vents se fait plus librement sentir, c'est précisément ce qui a lieu dans les climats insulaires.

J'arrive enfin à l'influence des altitudes sur les climats régionaux. Il faut bien reconnaître qu'elle est considérable. Cela est démontré d'ailleurs par un fait d'observation banale : c'est qu'à mesure qu'on s'élève la température décroît. Or, dans les régions les plus chaudes du globe, on peut, en s'élevant progressivement jusqu'aux neiges éternelles, passer successivement par tous les climats qu'on aurait eu à subir en latitude en remontant jusqu'aux régions polaires.

Nous venons de voir qu'à mesure qu'on s'élève dans l'atmosphère, la température décroît, et en effet les écarts se font plus sensibles entre les maxima et les minima ; la moyenne générale s'abaisse. A une altitude de 200 mètres la différence est déjà d'un degré centigrade, et on admet ordinairement qu'une ascension de 500 mètres correspond à un déplacement de 5 à 8 degrés de latitude vers les pôles.

En même temps que la température on voit s'abaisser aussi la tension hygrométrique, la tension propre de l'oxygène atmosphérique, la pression barométrique, la densité de l'air. Certains germes disparaissent. La tuberculose et le paludisme sont inconnus ; la fièvre jaune a perdu droit de cité. Par contre l'appétit est stimulé, les fonctions respiratoires sont accrues, ce qui favorise la formation de nouveaux globules dans le sang appauvri par la diminution considérable de ces éléments figurés.

Pour bénéficier d'aussi grands avantages, de conditions aussi éminemment favorables à l'installation d'établissements de toute nature, mais principalement des centres de garnison d'Européens, il faut bien reconnaître que les Anglais ont fait d'énormes sacrifices.

A de grandes altitudes, dans l'Inde, ils ont placé leurs principaux centres militaires. C'est ainsi que justifiant l'adage : « Qui veut la fin veut les moyens ». ils ont constitué à Bangalore, à 1.000 mètres d'altitude, la portion centrale de leurs garnisons du sud ; à Darjeling, à 2.668 mètres, ils ont créé un sanatorium de toute beauté, véritable ville sanitaire dans l'Himalaya. Un autre établissement du même genre s'élève à Almora, à 1.800 mètres d'altitude ; un troisième, à 1.500 mètres, à Malcompett, dans les Gattes occidentales.

Les résultats, vous le comprendrez, ont été de ceux qu'on est toujours en droit d'attendre de toute entreprise sanitaire, quand elle est bien conduite, et menée à bien par un personnel compétent.

Ces résultats se sont fait sentir, tant au point de vue économique qu'à celui de l'hygiène. Ils sont tels que la morbidité et la mortalité de ces établissements ne dépassent pas celles des garnisons européennes, et que les troupes anglaises peuvent séjourner durant huit et même douze années consécutives dans le pays sans avoir recours aux nombreux rapatriements pour cause de convalescence, ou de fin de séjour, qui nous coûtent si cher sans aucun profit.

Je pourrais vous citer encore les établissements militaires si salubres que les Anglais possèdent sur les hauteurs de Poulo-Penang (île du Prince-de-Galles, détroit de Malacca) — à Curepipe (Ile Maurice) où leurs soldats sont entièrement soustraits au paludisme intense de la côte. Je pourrais rappeler les avantages considérables qu'ils ont retirés de l'installation de leurs casernes dans les hauteurs de Sierra-Leone, et le soin avec lequel ils ont placé sur les collines les casernes de Singapoore (*Reynaud*). Or qu'avons-nous fait dans ce sens aux colonies françaises ? Il serait injuste do prétendre que rien n'a été tenté, et certes beaucoup de bonnes volontés se sont manifestées maintes fois à cet égard.

Mais qu'en est-il advenu ? C'est qu'à défaut d'études préalablement faites par des hygiénistes professionnels certaines entreprises ont échoué ; qu'elles ont été abandonnées après avoir été quelquefois menées fort loin et coûté fort cher.

D'autres essais sont restés infructueux, faute, il faut bien le dire, de n'avoir pas été suffisamment sérieux. Tel le sanatorium de Kita, au Soudan, que j'ai vu déjà abandonné en 1892, misérable groupe de paillotes en ruine, sur un plateau dépourvu d'eau.

Nous possédons aux Antilles des altitudes de 400 à 500 mètres, et qui sont suffisantes pour mettre nos troupes à l'abri de la fièvre jaune au moment des épidémies. Des camps y ont été établis : à la Martinique, le camp Balata, 438 mètres ; à la Guadeloupe, le camp Jacob, 545 mètres.

Mais il est trois de nos colonies, et ce sont les plus importantes, où la création d'établissements sérieux se fait impérieusement sentir : à savoir l'Afrique occidentale, Madagascar et l'Indo-Chine. En Afrique les hauts plateaux du Fouta-Djallon, 850 mètres, fertiles et abondamment pourvus d'eau sont, il semble, tout indiqués. On pourrait aussi utiliser dans le même but les altitudes de la région haute du Dahomey.

A Madagascar, les hauts plateaux de l'Emyrne, la montagne d'Ambre et l'île voisine de la Réunion constituent des emplacements de tout premier ordre.

Enfin, dans l'Indo-Chine, il existe au cap Saint-Jacques, à quelques heures de Saïgon, à l'embouchure du Donaï, une station maritime de convalescents de peu d'importance, il est vrai, mais qui rend néanmoins quelques services à la Cochinchine.

Le cap Saint-Jacques ne réunit pas d'ailleurs les conditions de climat d'altitude analogue à celui des pays tempérés, qu'on est en droit d'attendre d'un vrai sanatorium, d'un sanatorium efficace.

La première entreprise sérieuse d'établissement d'un

sanatorium français a été tentée par M. Doumer, ancien gouverneur général de l'Indo-Chine. On avait choisi pour cela le plateau du Lang-Biang en Annam. D'une altitude de 1.500 à 1.600 mètres, abondamment pourvu d'eau et assez fertile, l'emplacement paraissait d'un choix heureux.

Voici ce que dit à ce sujet M. l'inspecteur Kermorgant, qui tenait ses renseignements de M. Doumer lui-même : « L'installation d'un sanatorium devant non pas précéder mais suivre l'établissement d'une voie d'accès, une commission composée d'officiers, de médecins et d'un inspecteur général de l'agriculture, fut chargée de faire une étude complète du pays, du climat, et des moyens d'y accéder. Cette commission avait deux missions bien distinctes : d'une part, se rendre compte de la salubrité du plateau de Lang-Sa, de son climat, de sa flore, de sa faune, de la possibilité d'y faire pousser les légumes et les fruits auxquels sont habitués les Européens ; d'autre part, faire le levé du plateau, étudier ses voies d'accès, choisir les meilleures d'entre elles, et dresser le projet d'une voie carrossable établie dans des conditions telles qu'elle puisse recevoir un tramway. »

Malheureusement l'insalubrité du voisinage n'a pas permis de mener à bien cette entreprise. Envahie par la forêt tropicale, la région qui donne accès au plateau est des plus dangereuses pour l'Européen. Elle est infestée de paludisme, et les Annamites eux-mêmes y paient un large tribut à l'endémie.

J'ai eu pour ma part à donner mes soins à de nombreux indigènes ayant participé aux travaux de la route d'accès au Lang-Biang, et j'ai pu constater qu'ils en arrivaient, en quelques mois, à la période ultime de la cachexie palustre. Beaucoup d'entre eux succombèrent aux atteintes de l'infection.

J'ignore si le plateau lui-même est indemne de malaria, et si le projet d'établissement de ce sanatorium a été définitivement abandonné. Dans le cas contraire, il faudrait faire les plus grands efforts pour débarrasser la région du paludisme qui y règne en maître, et, en cas d'insuccès, ne pas hésiter à abandonner définitivement l'entreprise (1).

Des recherches avaient été faites, avant la tentative du Lang-Biang, du côté du mont Bavi, dans la province de Son-Tay au Tonkin par M. le médecin-major de 1re classe Le Guen, qui s'est heurté lui aussi aux mêmes difficultés.

L'établissement d'un dépôt de convalescents à Do-Son, presqu'île de Hondau, préconisé par M. le docteur Touin, ne remplacera jamais un sanatorium en altitude. Toutefois ce projet mérite d'être pris en considération.

Enfin MM. Vincent et Burot, médecins de la marine, ont proposé le plateau des Boloven, à 1.000 mètres d'altitude, comme emplacement d'un futur sanatorium de l'Indo-Chine. Ce plateau se trouve situé près de la frontière du Laos en Annam.

Qu'on s'arrête à cette dernière proposition, ou bien qu'on se tourne de quelque autre côté, peu importe ; pourvu qu'on aboutisse et qu'on dote enfin notre belle possession indo-chinoise d'un sanatorium digne de ce nom.

Mais avant d'abandonner la question des établissements sanitaires ; et puisque nous parlons de l'Indo-Chine, je voudrais en finir tout de suite avec la réputation qui est faite, au Tonkin, à l'hôpital de Quang-Yen,

____

(1) D'après de récentes nouvelles d'Indo-Chine, le gouverneur actuel, M. Beau, aurait repris la tentative de M. Doumer.

qu'il est d'usage de considérer, dans cette colonie, comme un sanatorium.

Eh bien ! laissez-moi vous dire que l'installation définitive d'un hôpital à Quang-Yen est la plus grave erreur d'hygiène qu'il m'ait été donné de constater depuis que j'exerce la médecine.

Qu'on ait utilisé la vieille citadelle chinoise qui constitue encore en partie cet établissement, lors de la conquête, bien que des pavillons démontables ou de simples tentes Tollet eussent été cent fois préférables, c'est après tout admissible ; mais du jour où l'on a posé la première pierre du premier pavillon définitif du grand établissement hospitalier qu'est aujourd'hui Quang-Yen, on a commis une lourde faute.

Il fallait à tout prix abandonner, dès que cela fut possible, ces constructions chinoises en ruine, ces pagodes délabrées, cette enceinte fortifiée malsaine, ce pays inculte et marécageux, où les moustiques de toute espèce abondent, où la fièvre typhoïde est endémique jusque dans l'enceinte de l'hôpital, où l'eau fait défaut pendant six mois de l'année, à un point tel qu'un bateau-citerne y doit amener pendant la saison sèche l'eau potable d'Haïphong. J'ai dû, moi-même étant médecin-résident de cet hôpital, faire surveiller de près les corvées de coolies chargées de rouler de l'appontement jusqu'à l'hôpital les tonneaux d'eau douce puisée à la citerne, afin d'assurer un ravitaillement journalier minimum.

Il faut bien le dire : c'est là le comble de l'imprévoyance dans un pays comme le Tonkin où l'eau abonde; et vous me passerez cette diversion, je l'espère, en faveur de la tâche utile, je le crois, que je me suis assignée de signaler, chaque fois que l'occasion viendra s'en présenter, les erreurs de toute nature qu'il m'aura été donné d'observer au cours de ma carrière coloniale.

B) **Air atmosphérique.**

J'en arrive à l'étude de l'air atmosphérique lui-même dans les pays chauds, et ce sera la dernière partie de cette rapide revue de l'atmosphère intertropicale.

Au fond, il n'existe aucune différence appréciable entre la composition chimique de l'air dans ces régions et dans les pays tempérés : oxygène, acide carbonique, azote et vapeur d'eau. Les proportions d'ailleurs variables de 1/5 d'oxygène pour 4/5 d'azote ne sont peut-être plus rigoureusement exactes ; car nous avons vu que la proportion d'oxygène était réduite du fait de la diminution de la tension d'air sec. La vapeur d'eau, par contre, est plus abondante. Les proportions minimes d'acide carbonique (4/10.000 au maximum) restent sensiblement les mêmes ; et c'est là tout.

Cependant il convient de ne pas oublier que plus la température est élevée, plus l'oxygène devient rare et plus la déglobulisation se fait rapide chez l'Européen, amenant avec elle les phénomènes morbides de cette affection essentielle connue sous le nom d'anémie tropicale.

Par analogie avec ce qui se passe en Europe, au voisinage de la mer, la quantité d'oxygène est accrue. D'autre part, dans les forêts l'abondance des arbres contribue à répandre dans l'atmosphère l'ozone, cet oxygène condensé que les parties vertes des plantes y exhalent pendant le jour. Or, l'ozone a des propriétés vivifiantes bien plus élevées que celles de l'oxygène ; d'une densité quatre fois plus grande que ce dernier, il a un pouvoir oxydant très élevé et ralentit les putréfactions.

L'air empesté des marécages, chargé d'hydrogène sulfuré, est un des plus malsains. Nous savons maintenant quelle est la valeur qu'il faut attacher à la théorie des fameux miasmes maremnatiques auxquels on attribuait, il n'y a pas encore bien longtemps, une si grande importance dans l'étiologie du paludisme.

Les découvertes récentes ont fait justice de ces erreurs ; mais il n'en reste pas moins vrai que l'air des marais est des plus pernicieux. Les brouillards qui souvent y saturent l'atmosphère, y favorisent l'éclosion du paludisme. M. Nicolas désigne sous le nom de *marais aérien* cette surcharge de vapeur d'eau nauséabonde dans laquelle d'après lui le germe de la malaria trouverait un milieu favorable à son développement.

Mais il est bien d'autres agents de viciation de l'air que les émanations pestilentielles des eaux croupissantes. Ce sont les poussières.

Or, si l'on en excepte certaines contrées où le voisinage des sables est une cause permanente de la présence dans l'atmosphère d'une fine poussière soulevée par les vents et portée parfois fort loin de son lieu d'origine, on peut dire que, par analogie avec ce qui a lieu dans certaines de nos campagnes éloignées des grands centres, l'air des pays tropicaux est beaucoup plus pur de corps étrangers que celui de nos pays à populations plus denses.

Qu'elles soient d'origine minérale, végétale ou bien encore animale, les poussières qui peuvent souiller l'atmosphère varient à l'infini. Parmi ces impuretés de l'air, celles qui intéressent le plus l'hygiéniste des pays chauds sont les poussières qui proviennent des plantes et des êtres vivants. Les poussières industrielles, en effet, sont excessivement rares et il convient de ne les citer que pour mémoire, tandis que dans la brousse les déchets de la vie des végétaux ou des animaux morts , les produits, les débris des animaux et des végétaux vivants ; enfin les germes animés, infiniment petits, les microbes pathogènes, champignons, moisissures, spores, bactéries, amis de la chaleur et de l'humidité, sont, quoique peu abondants, les éléments des poussières qui s'y rencontrent le plus fréquemment.

Transportés sur les poussières d'origine de toute sorte, ce sont eux qui y propagent les épidémies.

Enfin des œufs, des animaux eux-mêmes, infusoires, protozoaires, amibes, se mêlent à tout ce monde de débris cellulaires, poils, fibres de laine ou de coton, grains de pollen ou d'amidon, contribuent à cet encombrement de l'air atmosphérique que l'on trouve partout.

Or les germes organiques revêtent dans les pays chauds une vitalité toute spéciale et leur transport par les vents loin de leur lieu d'origine est un fait d'observation banale. C'est surtout à la fin de l'hivernage que l'atmosphère se charge le plus d'éléments pathogènes, et nous savons déjà que ce début de la saison sèche est la période de l'année la plus funeste aux Européens.

Il est aisé de comprendre que la composition de l'air est d'autant plus pure que l'altitude est plus grande ; les germes étant, lorsque le vent n'intervient pas, maintenus à la surface du sol ou dans les couches basses de l'atmosphère par les lois de la pesanteur.

Quant à l'air marin, il est d'une pureté presque absolue.

L'air atmosphérique peut-il devenir le propagateur des maladies ? En particulier peut-il transmettre le paludisme ?

Il ne semble pas indifférent que nous sachions à quoi nous en tenir sur ce mode de propagation de la grande endémie coloniale.

Eh bien ! il n'y a pas apparence que cela soit fréquent, si ce n'est par le transport des moustiques à grande distance ; et ce n'est là qu'un fait exceptionnel. On peut admettre cependant que l'air atmosphérique puisse recéler une forme déterminée de l'hématozoaire, le filament germe.

Il me paraît inutile d'insister près de vous sur le caractère éminemment transmissible de la tuberculose par l'air atmosphérique : vous savez que le bacille de Koch, facilement véhiculé sur les poussières des crachats desséchés, constitue le plus redoutable agent morbide qui soit transmissible par l'air, tant dans les pays chauds que dans les pays tempérés.

II

LE SOLEIL

On a beaucoup médit du soleil tropical, à juste titre d'ailleurs, je le reconnais, car enfin il constitue, en effet, pour l'Européen un danger permanent contre lequel on ne saurait trop se mettre en garde. Le voyageur qui débarque à Colombo est frappé de rencontrer, dès les premiers pas, un de ces avis en lettres énormes dont sont volontiers prodigues les Anglais, engageant les Européens à se méfier du soleil. Chez ce même peuple on retrouve partout cette constante préoccupation des atteintes du soleil tropical ; c'est lui qui le premier a mis en usage le casque de liège actuellement en honneur dans presque tous les pays chauds, et chacun de ses soldats coloniaux est imbu de ce précepte qu'on lui repète à satiété : *Remember; once sunstruck, always sunstruck* (Rappelez-vous : quand on est une fois frappé du soleil, c'est pour toujours).

Mais le soleil n'est-il pas aussi la source de toute vie et de toute beauté ? L'action vivifiante et bienfaisante de ses rayons n'a-t-elle pas fait naître chez les premiers hommes cette admiration craintive, cette reconnaissance spontanée, qui chez certains peuples se transformèrent par la suite en un véritable culte ?

N'est-ce pas la lumière qui donne la couleur et la forme ; et dans les pays favorisés du soleil, les fleurs, les fruits, les animaux eux-mêmes, ne lui doivent-ils pas la richesse et l'éclat de leur coloris ?

Loin de la lumière, au contraire, ne voit-on pas la plante végéter en cessant de s'accroître, voire de se reproduire ? Son feuillage privé de la chlorophylle devient impropre à fixer l'oxygène de l'air ; souvent même elle n'arrive pas à la floraison.

S'agit-il des animaux ? Il en est de même. C'est le soleil qui préside à leur développement. Le physiologiste Edwards en a fait dans son laboratoire une démonstration remarquable.

Voici l'expérience :

Prenant un verre ordinaire qu'il exposait à la radiation solaire, puis un autre verre semblable qu'il avait auparavant entouré de papier noir, il déposait dans chacun des récipients des œufs de grenouille. Or il arrivait que dans le premier des verres l'animal se développait normalement, alors que dans le second les œufs avortaient. Les têtards eux-mêmes ne subissaient pas leur transformation en animal complet.

Vous devez bien penser que pour une espèce animale plus élevée, les choses ne se seraient pas ainsi passées. Il n'en est pas moins vrai que le soleil ne reste pas étranger au développement des êtres vivants. Il fait mieux, car c'est lui qui donne aux formes humaines leur perfection, leur pureté, l'harmonie de leurs proportions ; et l'on ne saurait nier que l'action bienfaisante de ses rayons ne soit pour l'homme une source de vitalité, de bonheur et de santé.

« La fleur humaine, a dit Michelet, est de toutes les fleurs celle qui a le plus besoin de soleil. Il est pour elle le premier et le suprême initiateur de la vie. »

Les Italiens prétendent dans un dicton populaire que « toutes les maladies viennent à l'ombre et guérissent au soleil ». Ils disent aussi que « là où le soleil n'entre pas, le médecin entre ».

Eh bien ! vraiment, si les hommes de toute race ont de tout temps recherché le soleil ; si l'on en croit l'expression spontanée de tous les peuples, l'astre du jour même sous les tropiques, peut-il être seulement l'implacable ennemi qu'on s'est trop plu à représenter à l'Européen ?

Voyons, si vous le voulez, quelle est son action sur notre organisme. Faisons la part de son rôle physiologique, thérapeutique même, et de sa nocivité.

La conclusion viendra d'elle-même.

Nous saurons ce que nous devons éviter dans le soleil et comment le faire. Nous saurons aussi dans quelle mesure il convient de nous en faire un ami, et de lui ouvrir au besoin toutes grandes les portes de notre maison.

Vous le savez, à mesure qu'on progresse des pôles vers l'équateur les races humaines deviennent de plus en plus colorées.

Ce sont d'abord les hommes du Nord, aux cheveux pâles, à la carnation claire ; les Latins aux tons chauds ambrés ; puis les Arabes au teint de bronze ; enfin des Africains du plus beau noir.

Il ne faudrait pas croire pourtant que cette couleur noire soit l'apanage exclusif de la race nègre. Nos races caucasiques elles-mêmes y paient aussi leur tribut, et nombre de leurs représentants de couleur noire sont répartis sur le globe, sinon dans les mêmes contrées, du moins sous les mêmes latitudes que les nègres.

Ce sont les Abyssins, les Choans, les Somalis, dans le rameau sémite ; les Nubiens, les Bicharis dans le rameau lybien de la branche sémitique. On peut citer encore les Arabes de l'Yemen, des Comores, de Zanzibar ; enfin les Hindous, pères de notre race, dans la branche aryane, dont nous aussi, les Français, nous faisons partie.

Eh bien ! d'après les enseignements de l'anthropologie, on ne saurait mettre en doute, à l'heure actuelle, que la coloration foncée des habitants des tropiques, question de race mise à part, ne soit due à l'action colorante du soleil transmise par l'hérédité.

Le pigment de la peau, des cheveux, de la choroïde elle-même se développe en effet sous l'influence du soleil ; et c'est la première constatation que chacun peut faire de ses effets physiologiques.

On serait facilement tenté de croire que c'est à la radiation calorique du soleil qu'est due cette pigmentation.

Or, il n'en est rien.

L'expérience a démontré que ce sont les rayons chimiques, c'est-à-dire les rayons violets et ultra-violets qu'il faut surtout incriminer.

Mais si, au lieu de cette action lente et pour ainsi dire chronique des rayons solaires sur toute une race, nous envisageons l'effet de la radiation chimique accidentellement prolongée sur l'épiderme d'un Européen , nous constaterons alors des phénomènes de forme aiguë bien différents sans doute, mais qui, cependant, viendront confirmer de façon évidente les propriétés colorantes de ces rayons.

Tout d'abord la peau devient rouge, douloureuse, tuméfiée ; puis, sous forme de fines pellicules, l'épiderme est soulevé laissant voir le derme à nu infiltré de serosité. C'est le *coup de soleil.*

Et, quand les phénomènes inflammatoires du début ont disparu et que tout est rentré dans l'ordre, on voit persister sur la partie frappée du coup de soleil cette coloration brune de la peau, passagère chez l'Européen, mais qui, chez le noir, est devenue héréditaire depuis des milliers d'années.

Il conviendrait peut-être de parler ici de l'insolation ; de cette action directe encore mal expliquée des rayons solaires sur le système nerveux central.

Je n'essaierai pas de retracer devant vous à ce sujet les divergences d'opinion de certains auteurs : les uns isolant nettement l'insolation du coup de chaleur, les autres les confondant dans une seule et même affection.

Quelle est la part de nocivité des rayons caloriques dans l'insolation ? Sont-ils vraiment les seuls qui agissent, ou bien les rayons électro-chimiques participent-ils aussi dans une certaine mesure au phénomène de l'insolation ?

Qui le dira ? Pour la pratique, il convient de retenir une chose : c'est que de tous les rayons solaires, les rayons caloriques rouges, et les rayons chimiques violets et ultra-violets sont les plus dangereux et qu'en conséquence logique *les étoffes qui les émettent, c'est-à-dire les étoffes rouges et violettes, devront être employées de préférence à toutes les autres pour la doublure des coiffures européennes dans les pays tropicaux.*

Quoi qu'il en soit des opinions divergentes des auteurs, l'histoire de l'insolation est trop inséparable de celle du coup de chaleur ; les deux affections sont trop identiques dans leurs symptômes, leur marche, leur terminaison pour qu'il semble utile de les différencier, et d'en parler plus longtemps ici. Nous confondrons donc, si vous le voulez, l'étude de l'insolation avec celle du coup de chaleur et nous en reparlerons plus loin.

Revenons maintenant à l'action physiologique de la radiation solaire à la surface du corps ; et examinons comment se comportent vis-à-vis de notre organisme les rayons lumineux et les rayons calorifiques.

Comment allons-nous réagir à ce véritable bain de soleil où nous serons appelés à vivre dans les colonies ?

Tout d'abord la lumière vive provoquera chez nous une légère excitation cérébrale par action réflexe sur l'encéphale. Toute stimulation périphérique, en effet, a son retentissement sur un centre nerveux ; et c'est un « tonus » cérébral constamment entretenu par des excitations lumineuses répétées qui a donné aux peuples aimés du soleil la gaieté, la vivacité de l'imagination, l'animation du langage.

Il peut arriver néanmoins que la luminosité de l'atmosphère soit telle qu'elle devienne intolérable aux Européens. Alors le sol, les murs, les surfaces liquides ont un éclat insoutenable qui blesse la rétine et l'impressionne douloureusement. On est contraint de fermer les yeux. Si l'éblouissement se prolonge, les douleurs s'exaspèrent, des vertiges surviennent. C'est le *coup de lumière*.

L'inflammation consécutive de la rétine dure peu dans les cas légers ; mais il n'est pas rare pourtant de voir persister un accroissement morbide de la sensibilité de cette membrane nerveuse qui fait que les malades peuvent voir dans l'obscurité.

Cette affection est connue sous le nom de nyctalopie.

Remarquez bien que la lumière solaire n'est pas la seule qui puisse produire de tels accidents. Il en est de même de la lumière électrique et en particulier de celle des lampes à arc voltaïque.

Quelle sera maintenant l'action lente de la lumière ? L'accord est à peu près unanime pour lui attribuer l'héméralopie, cette maladie de la vision, qui est constituée par une diminution de la sensibilité rétinienne, telle que ceux qui en sont atteints cessent absolument d'y voir aussitôt après le coucher du soleil. Certains lui attribuent aussi la cataracte et on ne peut nier qu'en effet cette affection ne soit excessivement fréquente dans les pays chauds.

De sorte, vous le voyez, qu'il n'est pas inutile de songer à protéger un organe aussi délicat, et aussi éminemment utile que l'organe de la vision.

Pour cela les Anglais ont fait usage dans plusieurs de leurs expéditions coloniales, et notamment en Egypte, de lunettes fumées. Chacun de leurs soldats en était pourvu dans l'expédition qu'ils firent contre le mahdi.

N'est-ce pas là une bonne mesure ? Oui, sans nul doute. Mais est-ce qu'il ne nous paraîtrait pas un peu excessif à nous autres Français, et même, avouons-le, quelque peu ridicule de rendre obligatoire à nos troupes le port de lunettes noires ?

Non. La nécessité des verres colorés ne se fait pas impérieusement sentir à tout instant. Que chacun de nos hommes ait sa paire de conserves dans sa poche, c'est pour le mieux. Il les en sortira de lui-même si le besoin s'en fait sentir. C'est tout ce qu'on peut lui demander.

Utilisera-t-on indifféremment tous les verres colorés ? Evidemment non ; vous pressentez bien que certains des rayons du spectre étant plus nocifs, c'est surtout de ceux-là qu'il conviendra de se protéger davantage.

La couleur bleue est mauvaise ; elle a l'inconvénient de laisser passer trop de rayons calorifiques. Le professeur Fonssagrives recommande la couleur gris de lin.

Les verres d'urane sont les meilleurs, car ils arrêtent les rayons les plus actifs, les rayons électro-chimiques en particulier.

En somme, dans la pratique, des verres concaves embrassant bien le bord orbitaire et teintés de noir sont excellents.

Pour achever l'étude de la radiation solaire, il me reste à vous parler des rayons calorifiques. Ce sont les rayons rouges du spectre, nous l'avons déjà vu.

Sous l'influence de l'insolation — le mot étant pris ici dans le sens d'exposition au soleil — les nerfs périphériques sont excités ; toute la vie organique est activée. La circulation capillaire devient plus rapide, les échanges nutritifs se font plus complets. Une sensation de bien-être et de chaleur est ressentie.

Les effets bienfaisants de la chaleur solaire ont été, vous le savez, et sont encore à l'heure actuelle très appréciés dans les sanatoria de tuberculeux. Et quel plus puissant agent microbicide peut-on mettre entre les mains de l'hygiéniste ?

Le soleil stérilise les cultures les plus virulentes, ou retarde considérablement leur développement.

Le bacille de la tuberculose et celui de la peste sont tués par ses rayons en moins d'une heure.

Vous le voyez ; en somme, le soleil n'est pas seulement ce qu'on a trop voulu en faire sous les tropiques, c'est-à-dire l'ennemi mortel de l'Européen. Certes il est indispensable de nous bien protéger la tête, et il n'est point besoin pour cela de la coiffure incommode que nous avons empruntée aux Anglais. Mais, une fois cette précaution prise, nous n'avons plus rien à redouter. Encore moins convient-il d'aller enfouir nos habitations dans des fouillis de verdure — où le soleil a perdu droit de cité, c'est vrai — mais où, par contre, l'humidité règne en maîtresse.

Au surplus, j'aurai l'occasion de revenir sur cette question un peu plus tard, lorsque nous parlerons du vêtement et de l'habitation sous les tropiques.

Mais il est une autre influence du soleil sur notre organisme, dont l'importance n'est pas moindre quoiqu'elle agisse moins directement. Je veux parler de l'élévation de la température considérée en tant que modificateur constant et durable de nos fonctions physiologiques, de la chaleur atmosphérique en un mot, dont nous allons nous occuper maintenant.

III

LA CHALEUR

Je n'entreprendrai pas d'abord l'étude des modifications que la chaleur peut apporter dans nos fonctions physiologiques, avant de vous avoir rappelé — si toutefois il en est besoin — que l'homme, dans la série des êtres animés, doit être classé parmi ceux dont la température est constante.

Qu'il soit habitant des régions polaires, des pays tempérés de l'Europe méridionale, ou des zones torrides comprises entre les tropiques, c'est dans son organisation même qu'il puise les moyens de conserver la température qui lui est propre et qui oscille entre 36° 3 et 37° 3 centigrades à peu près.

C'est là, bien entendu et une fois pour toutes, de la température extérieure prise dans l'aisselle qu'il est question.

Mais si la merveilleuse organisation des mammifères supérieurs suffit à elle seule à maintenir l'équilibre du calorique compatible avec la santé, ou, pour mieux dire, avec l'existence, du moins l'homme civilisé, qui observe à tout instant la lutte de son organisme contre les éléments ennemis, ne doit-il pas aller à l'encontre des efforts inconscients que la nature fait pour le protéger. Bien plus, les constatant, il doit y aider de tout son pouvoir.

« *On ne triomphe de la nature*, a dit Bacon, *qu'en*

obéissant à ses lois. » Et c'est là, en somme, le secret de toute hygiène vraiment digne de ce nom.

Donc l'oxygène respiratoire, après s'être fixé dans les capillaires du poumon sur les globules du sang ; après s'être combiné avec l'hémoglobine de ces derniers, est transporté à travers tout le torrent circulatoire jusqu'aux limites des plus fines ramifications artérielles.

Mais, au cours de ces translations incessantes de l'oxygène des globules rouges à travers nos tissus, ce dernier, peu à peu, s'est combiné avec le carbone et l'hydrogène de notre organisme. Comme la plupart des réactions chimiques, cette combinaison n'a pas été sans une production très appréciable de calorique.

Et c'est là la source de la chaleur animale.

Un écart de quelques dixièmes de degrés, nous l'avons vu tout à l'heure, existe physiologiquement entre les maxima et les minima de la température normale, entre 37° 3 et 36° 3.

Dès lors, logiquement, il nous est permis de supposer que les températures élevées seront observées dans les pays où l'organisme doit lutter contre le froid, et les températures basses, au contraire, dans les climats où la défense contre l'envahissement de la chaleur atmosphérique est une question de vie ou de mort.

L'observation des faits vient d'ailleurs confirmer cette hypothèse; et nous remarquerons tout d'abord que la source première de production de notre chaleur animale, à savoir : la fixation de l'oxygène sur la matière rouge de nos globules sanguins, est d'autant moins active que la température est plus élevée.

Et comme nous savons déjà que l'oxygène est raréfié dans l'atmosphère chaude des tropiques et que sa tension propre est amoindrie, nous en conclurons que le rôle de défense de l'organisme en est d'autant facilité.

Certains auteurs ont affirmé que cet état de l'air atmosphérique était une des causes de l'anémie tropicale.

« Admettons si l'on veut qu'aucun de ces facteurs pris isolément — dilatation de l'air, tension abaissée de l'oxygène dans l'air inspiré, affinité moindre du sang pulmonaire pour l'air chaud — ne soit en état d'agir énergiquement sur les phénomènes chimiques de la respiration ; mais du moins considérons comme réels les effets nuisibles de leur association et de leur action prolongée. »

Ainsi s'exprime à ce sujet M. le professeur Treille dans son remarquable ouvrage d'hygiène coloniale, et il ajoute :

« Pour moi il n'est pas douteux, ainsi que je l'ai dit déjà, que l'ensemble de ces conditions est une des causes de l'anémie tropicale ; en tous les cas il ne peut qu'y aider en s'unissant aux troubles physiologiques qui modifient les autres fonctions de l'organisme. »

Donc il reste acquis, et cela en dépit des circonstances les plus favorables, que l'Européen qui aborde les climats intertropicaux a quelque peine à maintenir l'équilibre de ses fonctions physiologiques.

En effet, on ne peut nier que ces fonctions ne soient plus ou moins déviées dans un sens ou dans l'autre par l'effet continu de la chaleur. Vous avez tous remarqué, par exemple, les modifications apportées à nos fonctions respiratoires : pour amener dans nos poumons, malgré la raréfaction et la tension moins grande de l'oxygène de l'air, la quantité de ce gaz nécessaire aux échanges respiratoires, les mouvements d'inspiration se font plus fréquents et plus profonds ; ils se font avec plus d'aisance. Il semble qu'on respire mieux dans un air plus léger.

D'un autre côté, cette fréquence respiratoire a pour effet d'activer l'exhalation de vapeur d'eau qui se fait par la surface pulmonaire, et cette évaporation pulmonaire constitue un des agents les plus puissants de la soustraction à l'organisme de son calorique en excès.

La sueur est sécrétée en abondance. La quantité d'eau évaporée par la surface de la peau en vingt-quatre heures excède même en moyenne deux kilogrammes.

Et c'est par une action reflexe, qui elle-même est sous la dépendance d'un centre nerveux, que se produit, chaque fois que le besoin s'en fait sentir, cette sécrétion abondante qui s'accroît encore sous l'influence d'une tension hygrométrique ou électrique exagérée.

Mais il y a plus. Il convient de remarquer que l'évaporation qui se produit à la surface de la peau n'est pas dans la fonction sudorale le seul phénomène qui contribue à l'équilibration de la chaleur humaine. Dans la sueur sont entraînés des produits éminemment combustibles dont l'élimination contribue à restreindre les causes de production de calorique.

D'un autre côté, le foie lui aussi participe à ce but par une sécrétion exagérée de la bile qui entraîne avec elle une grande quantité de produits azotés dont le séjour dans l'organisme serait une cause permanente de production exagérée de chaleur.

Enfin, comme tout accroissement de fonction s'accompagne toujours d'une activité circulatoire plus grande de l'organe, ce rôle modérateur du foie ne va pas, vous l'admettrez sans peine, sans une augmentation de la tension sanguine dans ses veines et dans ses artères. Si bien que physiologiquement il existe, et cela, notez-le bien, est parfaitement démontré, un léger état congestif permanent de cet organe dans les pays chauds.

La quantité d'urine est amoindrie, et il n'y a rien
là qui doive nous surprendre, si nous songeons à l'énorme déperdition d'eau qui se fait journellement par la
surface du corps et par la voie pulmonaire.

Il en est de même pour les liquides de la digestion.
La sécrétion gastrique et intestinale ne fournit plus
aux voies digestives les quantités de liquides suffisantes à l'élaboration des aliments. La puissance digestive
pour les viandes est particulièrement amoindrie ; aussi
l'inappétence pour les aliments azotés est-elle assez
marquée surtout au début du séjour colonial. La digestion devient plus lente ; la soif est augmentée, et
l'estomac dilaté, pauvre en suc gastrique, qui lui-même
n'apporte plus en quantité suffisante au travail digestif les composés chlorurés qui lui sont indispensables, faiblit à la tâche. La dyspepsie et la constipation
s'installent avec leur cortège de malaises, flatulence,
pyrosis, tendance au sommeil, hypochondrie, tristesse, etc... Enfin la surabondance des produits toxiques provenant de la digestion imparfaite des aliments
azotés devient fréquemment une cause d'auto-infection
qui se traduit par de la fièvre et par l'embarras des
voies gastro-intestinales.

Encore un mot et j'en ai fini avec ces considérations
physiologiques, quelque peu arides, j'en conviens, mais
indispensables toutefois à qui veut bien comprendre
comment notre organisme s'arrange pour créer le moins
de chaleur possible dans un milieu à température élevée, et bien saisir le but des prescriptions hygiéniques,
que nous devons mettre en œuvre pour lui venir en
aide.

Je vous dirai donc encore quelques mots des modifications qui sont apportées aux fonctions de circulation et d'innervation.

Le cœur précipite ses battements. La fréquence du

pouls est un phénomène d'observation courante, sur lequel il semble inutile d'insister ; mais la pression vasculaire est au contraire abaissée, le sang circulant dans un appareil dilaté depuis les plus gros vaisseaux jusqu'aux capillaires périphériques.

Enfin, l'innervation elle-même est augmentée ; les réflexes sont plus rapides ; l'impression nerveuse, plus délicate. L'activité génitale semble accrue au début, mais diminue à mesure que le séjour se prolonge. Constamment sollicitée par les excitations du dehors, les sensations lumineuses et caloriques en particulier, la cellule nerveuse réagit avec vigueur. Mais bientôt la fatigue survient et avec elle les troubles nerveux de toute sorte ; la fâcheuse neurasthénie, affection d'une fréquence extrême dans les pays tropicaux, et cause principale de la plupart de ces états mal définis de langueur de l'organisme qu'on a souvent mis sur le compte des troubles dyspeptiques ou de l'anémie essentielle.

Donc au total de cette brève revue des modifications physiologiques humaines dans les pays chauds, il ressort que notre organisme lutte contre la chaleur de deux façons :

1° En activant l'évaporation de vapeur d'eau par la peau et la voie pulmonaire ;

2° En expulsant par la voie biliaire les produits azotés dont la combustion à l'intérieur du corps serait une source nuisible de chaleur.

Eh bien ! voyons maintenant ce qu'il nous faudra faire tout d'abord pour seconder de notre mieux les efforts louables de notre organisme ; enfin pour ne pas les contrarier et, par suite, les rendre nuls.

Il existe dans le nord de l'Afrique, dans nos possessions d'Algérie et de Tunisie, dans des régions aujourd'hui arides presque inhabitées, parfois au seuil même du désert, des ruines de cités antiques, derniers vestiges de l'occupation romaine.

On comprend avec peine que la vie d'une grande cité fût possible là où règne maintenant la désolation ; où la chaleur est torride et la végétation presque nulle.

Mais parmi les débris à demi enfouis dans le sable on reconnaît bientôt des puits, des citernes, des canaux d'irrigation ; enfin des aqueducs et des bains, travaux gigantesques dont la grandeur nous étonne encore aujourd'hui.

Amenant à leur suite l'eau nécessaire à leurs bains dont l'importance était pour eux capitale, les Romains étaient passés maîtres dans l'art d'édifier ces thermes, dont — il faut bien le reconnaître — le nom est ici impropre à désigner les établissements de l'Afrique du Nord où la balnéation froide était seule de mise.

Je vous le demande : n'est-ce pas là de la bonne et saine hygiène au premier chef, admirablement comprise et encore mieux appliquée, et ne devrions-nous pas rougir d'être, après deux mille ans passés, inférieurs à nos pères à un point tel que dans nos colonies les plus prospères non seulement les établissements de balnéation soient encore à créer, mais qu'encore les indigènes aient le loisir trop souvent justifié d'avoir à s'étonner de la malpropreté de certains Européens ?

J'ai eu au cours de mes campagnes coloniales à donner mes soins côte à côte avec les Européens à des noirs soudanais, à des Malgaches, à des Agni-Achantis, à des Annamites, à des Chinois. Je n'ai pas toujours trouvé l'Européen plus soucieux des soins de propreté que la majorité de ces indigènes.

Mais revenons au rôle hygiénique de l'eau froide dans les pays chauds ; aussi bien aurons-nous l'occasion de reparler un peu plus loin de la propreté corporelle.

« M. Rufz, qui a longtemps pratiqué à la Martinique, insiste sur l'utilité des bains froids : « Leur usage » peut faire ici l'effet de l'hiver, et fortifier contre la » déperdition cutanée... Je dirai d'eux ce que Syden- » ham disait de l'opium. Je ne voudrais pas exercer » la médecine ici, si je n'avais pas les bains » froids (1). »

Et quel plus puissant agent de sédation, de réfrigération, momentanée, il est vrai, mais dont l'action tonique, quotidiennement répétée, est réellement efficace, peut-on imaginer que cette balnéation froide ?

La température du corps plongé dans l'eau froide s'abaisse ; ses organes se reposent de l'action continue de la chaleur. Un bien-être infini se fait sentir qui serait vite apprécié de nos soldats si on s'attachait à le leur rendre un peu plus familier. Je ne prétends pas certes que l'on n'ait rien fait ; mais je crois que ce n'est pas encore assez.

Quelle est la caserne coloniale qui ait une piscine d'eau courante, des appareils d'hydrothérapie sérieux, de simples baignoires en pierre ou en ciment avec écoulement souterrain ? Je n'en connais pas beaucoup.

Mais ce n'est pas tout ; les appareils de fortune, faits le plus souvent de quelque vague récipient de fer-blanc, et que l'on voit aussi bien à la caserne que dans l'habitation bourgeoise, installés sous les vérandas ou dans quelque recoin obscur où l'eau croupit, constituent un danger réel et que je dois vous signaler. C'est en effet dans ces réduits humides que se complaît le moustique, ce diptère dont le rôle pathogène pour le paludisme et

____

(1) A. Lacassagne, *Précis d'hygiène privée et sociale.*

la fièvre jaune est aujourd'hui bien connu. C'est là qu'il naît, se reproduit et meurt, constituant ainsi une source permanente d'infection dans la maison même.

Mais n'insistons pas plus que de raison sur ces inconvénients à la vérité fort graves, mais dont nous aurons l'occasion de reparler bientôt. La conclusion pratique que nous pouvons tirer dès maintenant, c'est qu'il faut que l'eau s'écoule ; c'est que les appareils de balnéation et d'hydrothérapie ne doivent à aucun prix être des appareils de fortune ; et que des conduites souterraines étanches sont indispensables pour porter au loin des habitations les eaux qui, amenées pures, ont servi soit aux usages journaliers, soit aux bains.

Supposons donc un instant que dans nos colonies les habitations, les casernes, les hôpitaux soient plus abondamment pourvus d'eau, de piscines, de baignoires et d'appareils d'hydrothérapie perfectionnés. Quand et comment conviendra-t-il de prendre ou d'ordonner le bain ?

Il sera *obligatoire* deux fois par jour pour les soldats (aussi bien à la portion centrale et dans les grandes casernes que dans les postes les plus éloignés) : le premier dès le réveil et le second avant le repas du soir. La température de l'eau ne devra jamais être inférieure à 20°.

Mais le bain froid, notez bien ceci, ne doit jamais être prolongé. Sans le limiter comme le veut M. le docteur Treille à une simple immersion, il convient cependant de ne jamais dépasser la première impression de refroidissement. Il vaut mieux encore ne pas attendre ce moment et sortir du bain avant cet avertissement tout instinctif de l'organisme peu après la *réaction spontanée* décrite par Bégin. C'est le moment où le baigneur sent que l'équilibre de ses fonctions respiratoires et circulatoires un instant troublées par l'immersion brusque s'est rétabli et que ces fonctions viennent de s'adapter à leur milieu nouveau.

Pour mieux fixer les idées, c'est à huit ou dix minutes au maximum qu'il importe de limiter la durée du bain froid dans les pays chauds.

Autre question : le rôle du bain n'est pas d'agir seulement comme un réfrigérant ; il fait plus : il nettoie la peau, et vous savez déjà quelle est l'importance qu'il faut attacher au parfait fonctionnement de la peau si l'on veut que la sudation puisse aisément s'effectuer.

J'ai dit tout à l'heure qu'il serait bon que nos soldats fussent astreints à deux bains journaliers, l'un qui serait pris au réveil, l'autre avant le repas du soir.

Je voudrais que le bain du matin fût un bain par aspersion, une douche à faible pression sous laquelle le soldat muni d'un savon et d'une éponge ferait la toilette de son tégument cutané des pieds à la tête, le débarrasserait de la poussière et des concrétions accumulées par la sueur, et terminerait enfin par les soins des cheveux et de la bouche. On ne devra sous aucun prétexte utiliser pour la toilette l'eau bourbeuse. C'est ainsi que se contractent les affections telles que la filaire de Médine ou ver de Guinée, les ulcères phagédéniques des pays chauds, les craw-craw, etc., par pénétration des germes de ces maladies à travers la peau. La moindre des précautions est au moins d'aluner l'eau réservée aux ablutions.

Or, à l'appui des ces prescriptions d'hygiène. organisez un service de contrôle, passez toutes les semaines une visite sérieuse de propreté où vous constaterez l'état parfait du corps, y compris celui des organes génitaux, et vous épargnerez à vos hommes une foule d'affections.

Sans parler des plus graves — et puisque nous sommes sur cette question de la propreté corporelle que je tiens à terminer avant de reprendre l'étude de la chaleur — je vous citerai en première ligne la furonculose, qui, si elle est souvent amenée par un mauvais état des voies digestives, est au moins favorisée par la malpropreté et peut entraîner des complications parmi lesquelles la phlébite, propagée aux sinus de la dure-mère dans les furoncles de la face, est une des plus redoutables.

Ensuite, c'est la fâcheuse bourbouille, des maladies de la peau telles que l'herpès récidivant, l'eczéma, l'impétigo, l'acné varioliforme ; puis, en dernier lieu, les dermites parasitaires : gale, pelade, teigne, etc. Enfin cela permettrait de découvrir plus vite les maladies vénériennes, qui sont trop souvent dissimulées.

N'ai-je pas parlé tout à l'heure des cheveux ? Oui, et je m'explique. Il ne me semble pas très bon que sous les tropiques les cheveux soient tenus aussi courts que le veut le règlement. C'est là une erreur hygiénique. Il faut, au contraire, laisser pousser de quelques centimètres cette protection naturelle de la tête. L'air emprisonné dans les cheveux entretient la fraîcheur du cuir chevelu ; et c'est pour cela que les cheveux devront être plus longs et, partant, mieux soignés.

Mais ce qu'il faut surtout et à tout prix combattre, c'est l'incroyable incurie de nos soldats pour l'hygiène de la bouche. Je ne sais plus quel hygiéniste a dit que la propreté de la bouche était en rapport étroit avec la propreté morale. Sans pousser aussi loin l'exagération je me bornerai à faire remarquer que la bouche contient normalement de nombreux microbes parmi lesquels le *micrococcus tetragenus* et le *spirillum sputigenum ;* et à constater, ensuite, que la plupart des peuplades indigènes des pays chauds pratiquent avec grand soin l'hygiène minutieuse de la bouche.

Les noirs de l'Afrique occidentale comme ceux de l'Afrique orientale, les Arabes, les Malgaches, les Hindous se servent en guise de brosse à dents d'un morceau de bois tendre qu'ils manœuvrent avec une grande habileté. Au Sénégal, cet ustensile porte le nom de *sotio*. Certains peuples font usage de bois aromatiques, ébénier, citronnier, acacia, etc.

Les Annamites se laquent les dents pour les préserver de la carie, et se nettoient la bouche fréquemment, particulièrement avant et après chacun de leurs repas.

Il est indéniable que l'alimentation spéciale de l'Européen le prédispose davantage à la carie et à ses suites, périostite, fongosités, etc., et que la carie dentaire est particulièrement fréquente dans les pays chauds. Raison de plus pour que nous nous montrions exigeants, et pour que nous sanctionnions au besoin par des peines disciplinaires la malpropreté ordinaire de la bouche, tartre, gencives ulcérées, saignantes, etc.

Oui, nous le devons ; mais encore faut-il que nous donnions à l'homme une brosse sérieuse un peu dure et un dentrifice, poudre de charbon et de quinquina, ou plus simplement encore du savon blanc. Le savonnage de la bouche recommandé par le Dr Camescasse, et le rinçage avec une solution faiblement antiseptique doivent devenir des *obligations* de la vie intertropicale.

Voici la recette d'un élixir dentifrice des plus simples :

Salol.	10 grammes.
Alcool à 90°...............	1.000 —
Essence de menthe........	20 gouttes.

Mais revenons à notre sujet et parlons un peu maintenant de la ventilation comme réfrigérant. Lorsqu'il sera question de l'habitation coloniale je passerai en revue devant vous certains modes de ventilation ; toutefois nous pouvons dès maintenant nous occuper de la ventilation artificielle et naturelle, en insistant même, si toutefois il en est besoin, sur l'importance qu'elle doit avoir en hygiène coloniale.

Une bonne circulation de l'air dans un appartement frais, et largement ouvert : voilà ce qu'il faut à l'Européen pendant les heures chaudes de la journée ; et pour cela bien des moyens peuvent être mis en œuvre.

Vous connaissez tous les *pankas*, ces lourds éventails suspendus aux oscillations lentes, les ventilateurs électriques que l'on commence à trouver un peu partout ; enfin l'éventail asiatique ordinaire dont l'usage est si répandu en Extrême-Orient.

Je me souviens d'avoir vu au Tonkin, dans certains magasins contenant les effets de réserve de guerre des tirailleurs tonkinois, un stock considérable de ces éventails en papier destinés à être délivrés aux tirailleurs en même temps que leurs effets de mobilisation. Eh bien ! c'est là une excellente mesure et qui mériterait d'être étendue aux troupes européennes, malgré tout ce qui peut paraître étrange dans cette idée de munir des soldats d'un ustensile aussi exclusivement féminin dans nos pays d'Europe. En somme, il n'est rien de meilleur que la ventilation pour prévenir les accidents dus à la chaleur pendant la marche. Les Annamites le savent bien, et l'éventail qui ne les quitte jamais, en même temps qu'il entretient la fraîcheur du corps, leur sert de protection contre le soleil oblique et l'insoutenable éclat des rizières.

Je ne vous parlerai que pour mémoire du rôle de l'alimentation dans la production de la chaleur et, par suite, des moyens de combattre l'accumulation du calorique par une alimentation appropriée.

Vous vous souvenez, sans aucun doute, de ce que je

vous ai dit du rôle modérateur du foie à propos de l'élimination naturelle du calorique en excès.

Vous n'avez pas oublié que par cette hypersécrétion biliaire qui devient normale dans les pays chauds, le foie se surmène à éliminer des matières azotées éminemment combustibles.

Eh bien ! quelle est, je vous le demande, la conséquence logique, indiscutable de l'observation de ce fait constaté ? N'est-elle pas d'épargner au foie ce surcroît de travail qu'il s'impose à chasser cet azote source de chaleur dans notre organisme ; et la congestion qui s'ensuit ?

Nul doute que vous ne soyez de mon avis et qu'ayant bien saisi la cause vous ne vous attachiez à en éviter l'effet.

Les moyens vous sont connus :

1° Ne pas faire abus des aliments azotés ;

2° Proscrire absolument les aliments thermogènes tels que les graisses et l'alcool ;

3° Enfin, il est sage d'être sobre des exercices musculaires, surtout aux heures chaudes de la journée.

D'où vient que les Orientaux considèrent l'immobilité comme l'attitude la plus noble, comme l'état le plus digne et le plus agréable ? N'en doutez pas : cela vient de ce que dès longtemps ils ont compris combien l'exercice musculaire développait en eux la chaleur, et leur instinct a fait le reste.

Les Européens n'apprécient pas toujours suffisamment l'importance de ce repos musculaire pendant les chaleurs du milieu du jour. Je ne parle pas ici pour les soldats. Fort heureusement il leur est assigné un repos obligatoire — qu'ils fassent ou non la sieste — jusqu'à trois heures de l'après-midi.

Et puisque nous parlons de la sieste , que faut-il en

dire ? Elle a ses partisans ; elle a ses détracteurs. Mon avis est le suivant : que l'on dorme ou non après le second repas du matin, cela n'est d'aucune importance. D'ailleurs un ou plusieurs essais auront vite fait de vous renseigner, et vous ferez ou vous ne ferez pas la sieste, selon que vous vous en trouverez bien ou mal. Pour ma part, je ne l'ai jamais faite parce que je n'en ai jamais éprouvé le besoin.

Ce qu'il faut à tout prix, par exemple, si rien ne s'y oppose, c'est rester au repos pendant l'heure de la sieste. C'est alors que la lecture est indiquée. Elle aide à faire passer ce long moment du jour où la chaleur est accablante et le silence absolu.

« Un proverbe levantin, que nous avons retrouvé un peu partout, dit qu'à ces heures on ne voit dehors que les chiens et les Français. Est-ce curiosité? Est-ce insouciance du danger ? Est-ce besoin de sociabilité qui, chez aucun peuple n'est aussi marqué que chez nous ? Le fait est que ce proverbe constate un travers et qu'il est bon de le rappeler ici (1). »

L'heure de la sieste devra donc toujours et avant tout constituer une phase de repos musculaire complet.

Il faut bien s'en convaincre au total. Le jeu des muscles développe une grande quantité de chaleur qui peut devenir nuisible à un moment donné, si l'élimination du calorique est inférieure à sa production, et c'est précisément ce qui se passe dans les coups de chaleur que vous voyez se produire pendant les marches.

Je ne prétends pas soutenir, vous le pensez bien, que la marche, les jeux de plein air, etc., devraient être bannis de la vie coloniale ; elle deviendrait impossible et cela serait d'ailleurs antihygiénique au premier chef.

Non, bien au contraire ; mon avis personnel est qu'on

____

(1) Just Navarre, *Manuel d'hygiène coloniale.*

ne fait généralement pas assez d'exercice physique dans les colonies françaises. Mais encore faut-il bien choisir les heures et ne sacrifier à cette nécessité, sauf en cas d'urgence absolue — en campagne par exemple — qu'à des moments bien déterminés, le matin de 6 heures à 8 heures, et le soir de 4 à 6.

Résumons ; je viens d'étudier successivement :

1° La défense de l'organisme par accroissement de l'évaporation pulmonaire et cutanée ;

2° Les moyens qui sont à notre portée pour favoriser le plus possible cette défense spontanée de notre économie par les agents physiques, ventilation, balnéation, etc.

En troisième lieu ce qu'il importe d'éviter pour ne pas nuire en allant à l'encontre de la défense physiologique ; alimentation trop azotée, exercice physique intempestif.

Nous arrivons à la *faillite* de cette défense physiologique, à l'envahissement *malgré tout* du calorique qui élève graduellement la température de tout le corps ; celle de la masse du sang, dont les globules sont rapidements détruits ; enfin, celle du système nerveux central ; au *coup de chaleur*, en un mot, dont nous allons nous occuper maintenant.

Je n'essayerai pas de vous faire la pathologie du coup de chaleur, encore moins de vous décrire ici ses lésions anatomiques. Je veux surtout vous le présenter de façon telle que vous le reconnaissiez quand vous aurez occasion de le voir se produire, et vous donner les moyens de le combattre.

On sait qu'au cours des traversées de la mer Rouge

les coups de chaleur sont fréquents, surtout par mer calme, ou lorsque les vents venant de l'arrière sont annulés par la vitesse du paquebot, et que par surcroît la luminosité de l'atmosphère est très vive. Il ne faut pas oublier qu'à bord des navires l'encombrement est une des causes les plus actives du coup de chaleur.

A terre, c'est surtout pendant la saison d'hivernage que ces accidents sont le plus fréquents.

Le coup de chaleur peut être brusque et l'homme qui en est atteint pâlit, s'affaisse ; la sensibilité s'éteint ; les mouvements du cœur et de la respiration se ralentissent et s'arrêtent ; enfin, après quelques convulsions, la mort termine la scène.

Cette forme est souvent confondue avec l'accès pernicieux palustre ; elle est très grave.

Fort heureusement il existe le plus souvent des signes qui permettent de reconnaître qu'un homme est en imminence de coup de chaleur, et par conséquent d'intervenir à temps pour le tirer d'affaire.

Voici comment les choses se passent ordinairement :

Vous vous êtes mis en route avec vos hommes au petit jour ou même pendant la nuit. Vous marchez depuis plusieurs heures. Il est 9 heures du matin ; quelques kilomètres seulement vous séparent du cantonnement. La chaleur est lourde, accablante ; l'atmosphère, saturée d'humidité ; pas de vent. Le ciel couvert de nuages blancs est aveuglant et renvoie sur la terre la chaleur qui rayonne du sol vers lui.

Vos hommes qui, tout à l'heure, marchaient allègrement et chantaient sont silencieux et traînent la jambe. Ils ont ouvert leur vareuse, en dégageant le cou pour permettre à l'air de circuler librement sous leurs effets.

Bientôt vous remarquez que certains d'entre eux sont

somnolents, se plaignent de la soif, respirent avec peine. D'autres, au contraire, s'agitent, deviennent inquiets, bavards, et se mettent à divaguer. Un certain flottement se produit dans les rangs ; des hommes cherchent de l'eau ; d'autres s'arrêtent à tout instant pour uriner ; tous ont la peau sèche et brûlante.

Aussitôt que vous aurez constaté ces signes qui ne trompent pas l'œil exercé d'un chef, il faut chercher de l'ombre et faire arrêter votre troupe, si vous ne voulez que quelques instants après un homme ne tombe dans les rangs, suivi bientôt d'un second, enfin de plusieurs autres.

Si vous n'avez pu malgré tout parer aux accidents de cette nature, vous faites porter les malades à l'ombre. *Vous ne les couchez pas, vous les asseyez ;* car le plus difficile est de les protéger de la radiation, et le sol est toujours, même à l'ombre, plus chaud que l'air.

Vous ouvrez largement leurs vêtements : vous les inondez d'eau froide et les ventilez fortement.

Votre malade est-il dans le collapsus, et possédez-vous un sac d'ambulance ? Faites-lui d'abord une injection sous-cutanée d'éther, et une injection d'un sel de quinine ou d'antipyrine.

On pourra pratiquer aussi les tractions rythmées de la langue, et, si c'est possible, l'ébouillantement des pieds. D'après Le Dantec citant une observation de Chastang, cette révulsion énergique aurait ranimé un malade plongé dans le collapsus, et dont l'état était considéré comme désespéré.

Quelle devra donc être pendant les marches la conduite prudente d'un chef soucieux à juste titre de la santé de ses hommes ?

En un mot, « comment marche-t-on aux colonies ? » —

Parbleu, comme en France ; telle est la réponse qui vient naturellement à nombre d'entre vous, et en se conformant aux règlements. — Non, mille fois non ; nos règlements, gravons-nous bien cette idée dans la tête, nous donnent une série de modèles-types dont nous devons nous rapprocher le plus possible, en tous lieux et en toutes circonstances ; mais il est indispensable d'adapter ces excellents modèles aux nécessités météorologiques, physiques, topographiques et tactiques qui se dressent devant nous. Nous avons déjà vu qu'aux colonies en campagne, que dis-je même pas en paix, on ne vit pas comme en France. Allez demander aux immenses cimetières où dorment, à Madagascar, en Cochinchine et ailleurs, les martyrs du règlement fait pour l'Europe, le douloureux enseignement de la nécessité de cette adaptation et de l'expérience, au moins chez les chefs, des conditions de la vie coloniale ».

Ainsi s'exprimait excellemment le commandant Foussagrives dans une conférence qu'il nous faisait, en 1903, au 2ᵉ régiment d'infanterie coloniale. Et il avait mille fois raison.

Ne pas marcher quand il est possible de faire autrement, telle est la première des règles à observer. Les moyens de transport ne manquent pas lorsqu'on veut bien s'en préoccuper sérieusement. Mais, dans le cas contraire, on se conformera à la nécessité. On tâchera toutefois de ne jamais excéder 15 kilomètres comme longueur d'étape.

Mettez-vous donc en route le plus tôt que vous le pourrez, pendant la nuit si rien ne s'y oppose, après avoir pris le café, et rempli les bidons d'une légère infusion de thé. Que vos hommes entr'ouvrent leurs vareuses de façon à bien dégager le cou et la poitrine, et à permettre à l'air de circuler librement à la surface de la peau. Espacez les rangs ; faites consciencieusement les pauses toutes les demi-heures à l'ombre.

N'oubliez pas de défendre à vos hommes de s'allonger, de boire pendant la halte et surtout de l'eau froide en grande quantité, car là réside un véritable danger si le corps est échauffé et couvert de sueur. Au contact de l'eau trop froide prise en abondance, la muqueuse stomacale se congestionne subitement ; l'afflux du sang peut déterminer des coliques, des crampes, des vomissements et, par action réflexe sur le pneumogastrique, la syncope et même la mort.

Laissez-les boire, au contraire, *pendant la marche*, mais lentement, peu à chaque fois, et sous condition qu'ils ne boivent que ce qui aura été mis dans leur bidon par les soins du commandement ; car on ne devra pas oublier que, si parmi les troupes en campagne les cavaliers sont moins sujets à la dysenterie, c'est que les occasions de boire de mauvaises eaux leur sont plus rares. La résistance à la soif s'acquiert d'ailleurs par la volonté ; mais, dans tous les cas, « *boire en marchant, et se réapprovisionner à la halte : voilà la vraie règle à suivre* (1) ».

Enfin que vos soldats ne portent que leurs armes à l'exclusion de tout autre fardeau. Déjà le général Dodds avait, lors de la campagne du Dahomey, rabaissé la charge totale portée par les hommes d'infanterie au poids de 15 kg. 645. Dans l'armée anglaise chaque homme de troupe en colonne est doublé d'un coolie qui porte son sac et ses bagages. Le soldat ne porte que ses armes, ses munitions, un manteau et une couverture. Chez nous les coolies sont recrutés à raison de 1 coolie pour deux soldats. On peut aussi utiliser pour le con-

____

(1) Commandant Fonssagrives, *loc. cit.*

voi les animaux porteurs, chevaux ou mulets de bât, bœufs porteurs, chameaux, etc.

La cruelle expérience de Madagascar a heureusement fait abandonner définitivement toute tentative de port du sac dans les expéditions coloniales.

J'ai vu pour ma part dans cette colonie, à Majunga, le débarquement des premières troupes du corps expéditionnaire, et cela me fut un enseignement.

C'était un régiment de tirailleurs algériens ; une dizaine d'hommes tombèrent sur les rangs, dans un parcours de 700 mètres environ que le régiment eut à faire pour se rendre de la plage de débarquement au campement qui lui avait été réservé. Ces hommes étaient tous vêtus et guêtrés de drap avec le bourgeron et le pantalon de treillis par dessus. Ils avaient tous sous leur ceinturon une large ceinture de serge rouge, et portaient le sac avec le campement.

Un colonial expérimenté pouvait, dès ce moment, prévoir l'échec hygiénique de la campagne de Madagascar.

IV

L'ACCLIMATEMENT

« Changer de climat, dit Michel Levy, c'est naître à une vie nouvelle. » Et, en effet, nous avons vu que toutes les conditions hygiéniques changent à la fois.

On désigne sous le nom d'acclimatement l'adaptation de l'organisme à son milieu nouveau. Ai-je besoin de vous dire que cela ne se fait pas sans lutte?

Bien que cet effort physiologique soit en effet naturel et spontané, l'activité de l'organisme dont les fonctions se modifient rapidement n'est pas sans amener certains troubles dans la santé générale du nouveau débarqué.

Ce n'est que lorsque cette période de lutte a pris fin, que l'on peut considérer l'acclimatement comme un fait accompli.

Cela ne veut pas dire que l'acclimaté sera désormais exempt des maladies infectieuses ou de l'impaludisme par exemple. Non ; on ne s'habitue d'ailleurs pas au paludisme, quoi qu'ait pu en dire le professeur Koch. Aussi longtemps qu'on reste soumis aux influences des causes qui le déterminent, on en subit les effets.

« Quand on parle d'acclimatement, il ne saurait donc s'agir ni de mithridatisme, ni de vaccination, ni d'immunité naturelle à l'égard des maladies régionales, plus spécialement à l'égard des maladies endémiques. Un Européen, en effet, peut être naturellement réfractaire au paludisme, à la fièvre jaune, à telle ou telle maladie infectieuse ; et cependant il peut être en même temps totalement incapable de s'acclimater aux tropiques (1). »

Ainsi s'exprime M. le docteur Treille ; et l'on doit en effet avec lui et Leroy de Méricourt ne pas confondre l'assuétude au climat avec l'immunité acquise par certains créoles ou Européens dits acclimatés par une première atteinte de maladie ou un privilège de race.

Il est aisé de comprendre que l'économie s'harmonisera d'autant mieux à son nouveau milieu qu'on lui aura mieux ménagé les transitions. Aussi le choix de l'époque à laquelle les relèves de nos colonies doivent être faites ne saurait-il nous laisser indifférents.

Pour se placer dans les conditions les plus favorables, il faut évidemment, lorsqu'on veut faire les mouvements de troupes et les relèves, profiter des saisons qui se rapprochent le plus de celles de nos pays tempérés.

On choisira pour cela les mois les moins chauds, qui sont pour nos colonies de l'hémisphère nord, les mois d'hiver de nos pays : novembre, décembre, janvier, février.

S'il s'agit de Madagascar, La Réunion, l'Océanie, colonies situées dans l'hémisphère sud, on choisira de préférence les mois d'été : mai, juin, juillet, août.

On ne saurait trop s'en tenir, dans la mesure du possible, à cette règle absolue, et pour rien au monde envoyer de nombreux contingents, ou commencer une expédition, pendant la saison d'hivernage, à moins d'impérieuses nécessités qui dès lors priment tout.

Mais passons sur ces cas imprévus, d'autant qu'ils ne sont, en somme, que l'exception, et revenons à l'acclimatement.

____

(1) Treille, *Hygiène tropicale.*

Nombre d'entre vous ont certainement entendu parler de l'indigénisation — si l'on me permet d'employer cette expression — comme un procédé d'acclimatement des plus efficaces.

Vous savez ce que je veux dire. On arrive dans un pays où tout vous est nouveau, étranger, hostile. On est désorienté ; on a la tête pleine des conseils et des recommandations de nombreux camarades, dont chacun vous a gratifié, non sans désintéressement des recettes qui sont le fruit de son expérience personnelle.

Une des plus communes est celle-ci :

— Regarde autour de toi, et prends exemple sur les indigènes. Que ta case, ton couchage, ton alimentation, ton vêtement se rapprochent le plus possible de ceux des indigènes. Une longue expérience les a conduits où ils en sont, la leur propre d'abord, et celle de leurs pères. Nul doute qu'ils ne soient dans le vrai, et que, dans la sélection faite inconsciemment à travers les âges, ne réside le secret de leur résistance, là où faiblit l'Européen.

Celui qui tient ce langage n'oublie qu'une chose : c'est que l'indigène a une endurance spéciale qu'il tient aussi de ses pères ; c'est qu'il est en outre moins civilisé, ignorant et paresseux ; et qu'il apprécie à merveille les bienfaits de notre confort et de notre civilisation, dès qu'il est à même d'en profiter.

Eh bien ! n'avons-nous pas aussi notre *mémoire de l'espèce*, comme on a si heureusement dénommé l'hérédité ? Et saurions-nous rompre du jour au lendemain avec des habitudes physiologiques accumulées pendant des siècles dans nos pays d'Europe ?

Non, bien certainement. Nous devons nous souvenir que nous sommes Européens héréditairement et que, *transplantés,* ce n'est que par l'hérédité seule que nous arriverons à nous modifier physiologiquement.

Ce qui est vrai pour l'espèce ne saurait l'être pour l'individu.

Toutefois il ne conviendra pas davantage d'accepter comme ligne de conduite les avis de celui qui vous dira que vous n'avez rien à changer à vos coutumes européennes.

L'un et l'autre de vos conseilleurs auront péché par excès, et comme toujours la solution vraie sera dans la juste mesure.

Ce qu'il importe, c'est de faire un choix judicieux dans l'adoption des mœurs indigènes et l'abandon d'une partie des habitudes européennes. Alors que vous serez nouveaux *déracinés*, si vous commettez la faute d'abdiquer tout souci du confort dont vous étiez coutumier, vous ne ferez qu'aggraver l'état de « résistance moindre » dans lequel vous plonge la lutte de votre organisme pour l'adaptation au milieu nouveau.

Il ne faut pas oublier que c'est là où l'on vit de privations, que sévissent avec le plus de rigueur les affections endémiques, la fièvre et la dysenterie particulièrement; et que ceux qui pour leur malheur ont tâté du sobre régime prescrit par certains hygiénistes coloniaux ne s'en sont pas toujours bien trouvés. Il faut n'avoir jamais vu la détresse physique et morale dans laquelle la privation prolongée de vivres frais, pain, légumes, viande de boucherie, vin — en dehors de toutes conditions de confortable par ailleurs — met la plupart des Européens pour affirmer que nous pourrions à la rigueur vivre de couscous ou de riz.

Et c'est au contraire dans les grandes villes, où les vivres sont de meilleure qualité ; où les animaux de boucherie améliorés par l'élevage fournissent de bonne viande, où l'on jouit d'un certain confortable, où la vie, en un mot, se rapproche le plus de la vie d'Europe, que l'Européen vit le mieux.

Pas d'excès d'aucune sorte bien entendu ; on ne saurait trop le dire et le redire ; peu de vin, pas d'alcool. Mais en ce qui concerne l'alimentation la seule chose à retenir est la nécessité de réduire les aliments azotés et par-dessus tout la viande de boucherie, chose vraiment facile lorsqu'on a le choix.

Et c'est là tout. Le problème n'est pas ardu.

Je ne m'étendrai pas plus longtemps sur cette question de l'alimentation, encore accessoire pour le moment, mais que je traiterai plus longuement lorsqu'il en sera besoin.

Que dirons-nous maintenant de l'acclimatation et que faut-il entendre par là ? D'après Treilla, « ce serait l'état de l'organisme non encore parvenu à l'état d'adaptation au climat ». Il y aurait donc pour lui « acclimatation » pendant la phase d'activité physiologique qui représente la période de lutte, et acclimatement après.

En d'autres termes l'acclimatation constituerait le moyen et l'acclimatement serait le résultat.

D'autres hygiénistes réservent le nom d'acclimatement à l'individu et celui d'acclimatation à l'espèce. J'incline un peu de ce côté, et je dirai que l'acclimatation est l'ensemble des moyens mis en œuvre par une *race* pour arriver à se maintenir dans son nouveau milieu.

Eh bien ! qu'adviendra-t-il de nos nombreux essais de colonisation ; de ce mouvement migratoire de la race indo-européenne du nord au sud, qui se dessine et s'accentue de plus en plus ?

Si l'on en croit Bertillon, l'insuccès serait certain.

En effet, d'après lui, une migration rapide ne peut constituer une colonie durable et prospère que si elle a lieu sur la même bande isotherme ou un peu au nord de cette bande. Le succès sera d'autant plus compromis que l'émigration s'éloignera davantage de cette zone pour se porter vers le sud.

On a longtemps nié la réussite des migrations européennes se faisant du nord au sud. En 1857, le géographe Boudin considérait que l'acclimatation des Français à l'état d'agriculteur en Algérie n'avait la valeur que d'une simple hypothèse. Le temps est venu infirmer cette opinion, et vous savez qu'actuellement la zone de colonisation agricole de l'Algérie touche aux confins du désert.

Les récentes découvertes sur la propagation d'une endémie aussi redoutable que le paludisme ne permettent-elles pas d'espérer que l'assainissement des vastes contrées réputées insalubres n'est pas chose irréalisable, et d'entrevoir l'habitabilité pour notre race de l'Afrique intertropicale ?

De Quatrefages n'a jamais douté de la réussite du mouvement d'expansion de la race blanche.

« En somme, dit-il, je comprends difficilement que l'on ait pu nier l'acclimatation de l'Européen dans les diverses parties du monde. Laissant de côté tous les faits particuliers si faciles à trouver, les faits généraux ne témoignent-ils pas hautement en faveur de l'opinion que j'ai toujours défendue ? En fait voilà quatre siècles à peine que le blanc d'Europe est en marche, et il s'est implanté partout où il a trouvé bon de le faire. Dans les deux Amériques comme en Australie, dans le Haut-Canada comme au Cap. »

V

PROPHYLAXIE DU PALUDISME

J'arrive maintenant à la question de toutes peutêtre la plus importante, de l'hygiène prophylactique coloniale, à la question du paludisme ; cette affection redoutable contre laquelle vous serez toujours et partout en lutte, tant que l'assainissement scientifique des contrées intertropicales ne sera pas un fait accompli.

Ai-je besoin de vous dire que c'est surtout à vous, les coloniaux, qu'incombe cette mission à laquelle nous devons prendre part chacun dans la mesure où il nous est permis de le faire?

Combien d'exemples pourrait-on citer d'armées fondues, disparues, victimes de la redoutable endémie avant d'avoir combattu, depuis les bandes gauloises arrêtées et décimées par la fièvre dans la campagne de Rome, jusqu'à notre corps expéditionnaire de Madagascar anéanti presque en entier par le paludisme !

Ce sont là des faits qui désormais ne pourront plus se renouveler.

Certes, c'est surtout affaire de temps et d'argent, œuvre d'ingénieurs et d'architectes que l'assainissement des pays chauds. La voie est tracée ; on n'a plus qu'à la suivre.

N'est-il pas évident que l'armée coloniale ne saurait se désintéresser de cette œuvre? Tout au contraire, c'est pour elle une question vitale, et les avantages qu'elle en peut tirer seraient trop appréciables pour qu'on les néglige, s'il ne suffisait comme toujours, en somme, de faire appel à la bonne volonté de tous dans ce corps d'élite, chaque fois qu'il s'agit de vaincre les pires difficultés ou de donner l'exemple.

Nul effort dans ce sens ne sera stérile, quelque banal qu'il puisse être en apparence. S'il a eu pour effet de mettre à l'abri de l'agent propagateur du paludisme, le moustique, il aura rempli son but.

Il va sans dire que pour aboutir à ces fins les merveilleux auxiliaires que peuvent être les hommes de troupe de l'armée coloniale doivent être avant tout des auxiliaires convaincus.

À la vérité chez les chefs le doute n'existe déjà plus ; mais les sous-officiers, les soldats devront eux aussi connaître comme tel et à n'en pas douter leur éternel ennemi des régions intertropicales.

En hygiène comme en tactique, il convient surtout, à l'heure actuelle, de se faire des soldats des auxiliaires éclairés, bien plus que des instruments.

Je vais essayer de contribuer au cours de ce chapitre à cette œuvre si importante de la vulgarisation de la question bien ardue jadis du paludisme, et qui, maintenant, est éclairée d'un jour tout nouveau.

Il n'y a pas bien longtemps on attribuait au paludisme une origine *tellurique, miasmatique*. On pensait que l'air était empoisonné par des émanations provenant des sols vierges, riches en humus, en débris végétaux en décomposition, ou bien encore des marécages.

Le nom de *malaria* que les Italiens ont donné à l'infection palustre n'a pas d'autre origine.

Cependant la croyance à la propagation de cette maladie par la pénétration dans le sang d'organismes infiniment petits remonte assez loin.

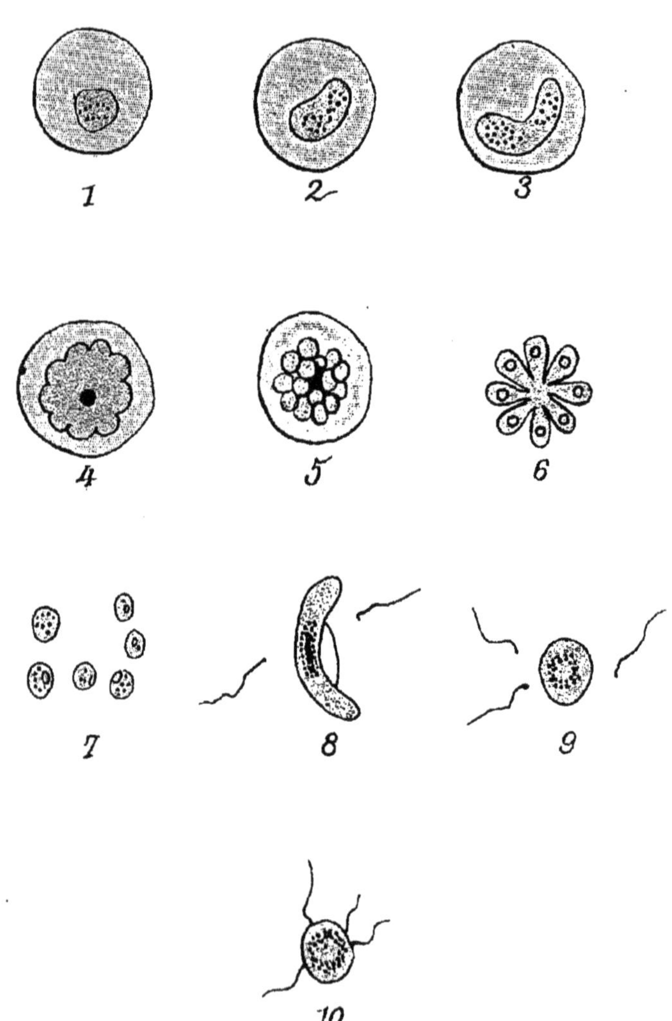

Fig. 4. — Hématozoaire du paludisme.

1, 2, 3. Corps amiboïdes fixés sur les globules.
4. Corps sphérique.
5. Corps sphérique en segmentation.
6. Corps en rosace.
7. Mérozoïtes.
8. Corps en croissant.
9. Flagelles et blackspore.
10. Fécondation sexuée du blackspore

Dans leur traité *De re rustica* Varron et Columelle attribuaient déjà à cette cause la *malaria* qui sévissait dans la campagne de Rome.

Plus tard Rasori l'attribuait à des infusoires ; Salisbury aux spores d'une algue du genre *palmella*, théorie qui fut quelque temps en faveur.

Enfin la découverte de l'*hématozoaire de Laveran* vint préciser la question.

Poursuivant ses expériences en Algérie, Laveran, en examinant le sang des malades atteints de paludisme, put se convaincre que l'affection était due à un organisme de la série animale, parasite en quelque sorte de nos globules sanguins, et susceptible de se développer et de se reproduire dans notre milieu circulatoire.

Vous savez que c'est un infiniment petit, perceptible seulement à l'aide d'un microscope à fort grossissement, un *protozoaire* du groupe des *coccidies* et qui se reproduit par des *spores*.

Voici au surplus une figure qui vous le représente dans plusieurs de ses formes. Vous le voyez fixé sur nos globules rouges aux dépens desquels il va vivre jusqu'à ce qu'ayant atteint son complet développement il lance en se dissociant dans le torrent circulatoire ses spores, qui bientôt iront s'accoler à d'autres globules pour constituer autant de parasites nouveaux de nouveaux éléments globulaires.

« *Chaque globule rouge est, pour ainsi dire, obligé de traîner et de nourrir son parasite.* »

« L'organisme humain essaie bien de lutter en fabriquant des globules rouges ; mais à chaque génération de globules correspond une nouvelle ponte de parasites, et la lutte devient rapidement inégale si l'on ne s'oppose pas à la pullulation des germes au moyen du médicament spécifique la *quinine*, qui tue les formes jeunes et arrête, par conséquent, la reproduction de l'hématozoaire (1). »

Toutefois, après l'admirable découverte de Laveran, une question restait en suspens.

D'où provenait donc cet hématozoaire qu'on ne retrouvait nulle part dans le milieu extérieur ? De quelle façon, par quel moyen avait-il pénétré dans notre organisme ?

Malgré l'activité des recherches faites dans ce sens, nul ne pouvait le dire.

C'est encore à Laveran que nous sommes redevables d'avoir élucidé cette question.

Avec l'intuition du génie, cet illustre savant arriva, de déduction en déduction, à formuler cette hypothèse que le moustique était l'agent de propagation de l'hématozoaire à l'homme. Il tirait ses conclusions d'une série d'observations qu'il serait trop long de reproduire ici, mais qui affirmaient toutes l'évidence de ce fait qu'il n'y a de paludisme que là où il y a des moustiques; qu'on ne voit guère l'un sans l'autre et que les conditions telluriques météorologiques, saisonnières, favorables au développement de l'un le sont également à l'éclosion de l'autre.

On poursuivit, comme bien vous le pensez, les expériences dans ce sens ; on fit l'examen des moustiques, on retrouva chez eux les hématozoaires du sang de l'homme, et non seulement ceux qu'ils avaient pu puiser eux-mêmes dans le sang, mais d'autres formes qui, au bout de quelques jours, apparaissaient dans la sécrétion salivaire de ces insectes.

Ce sont là les *sporozoïtes*. On les appelle encore *filaments germes de Ross*. Ce sont eux que le moustique

---

(1) Le Dantec, *Questions diplomatiques et coloniales*, 1901, p. 333.

inocule avec sa sécrétion salivaire, quand il pique sa victime.

Désormais la preuve était faite ; l'élan fut admirable. Les auteurs italiens, en particulier Grassi, Bastianelli, Bignami, qui n'avaient accepté, au début, qu'avec une extrême réserve, les découvertes de Laveran, furent les premiers à poursuivre l'étude des différentes phases de l'évolution du parasite dans le corps des moustiques et dans les larves que ceux-ci déposent à la surface de l'eau.

Toutefois, l'hématozoaire de Laveran continua à être introuvable dans le milieu extérieur ; il semblait qu'il fût l'hôte exclusif et alternant de l'homme et du moustique.

Grassi découvrait bientôt que les moustiques du genre *anophèle* étaient ceux qui dominaient dans les pays à malaria. Aussitôt, vous le préjugez bien, des expériences contradictoires étaient faites de tous côtés. Celli et Grassi, par exemple, en plein pays infesté de malaria, isolaient du contact des anophèles des individus parfaitement sains, et n'ayant jamais subi les atteintes du paludisme ; et ces derniers restaient indéfiniment indemnes de cette affection.

Par contre Patrick Manson se faisait envoyer d'Italie à Londres des anophèles ayant piqué des malades paludéens, soumettait son propre fils à la piqûre de ces insectes et la fièvre éclatait quelques jours plus tard.

Et ainsi de suite.

Après une série d'expériences de ce genre le doute n'était plus permis :

Les moustiques du genre anophèle étaient bien les agents transmetteurs de l'infection palustre à l'homme.

Examinons donc, si vous le voulez — d'autant que la

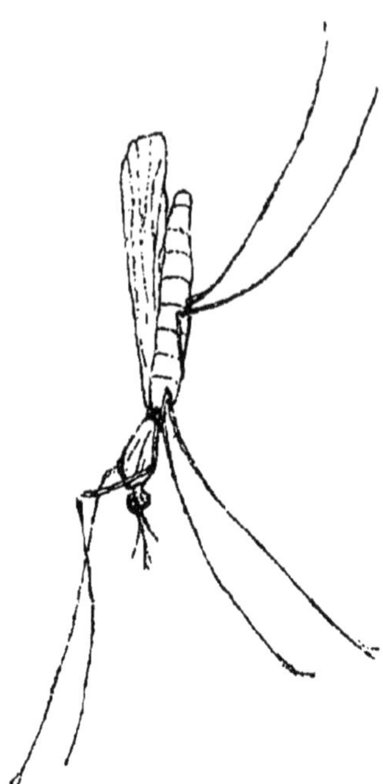

FIG. 5. — Anophèle au repos.

question ne saurait être dépourvue d'intérêt ; son importance est, au contraire, capitale — examinons de près cet ennemi de notre race dans les pays chauds, et

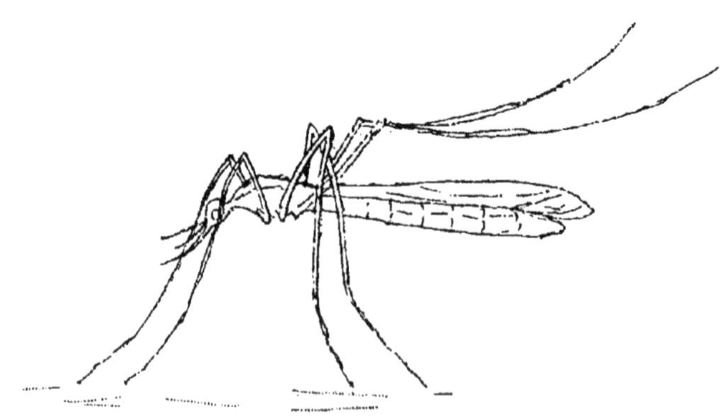

FIG. 6. — Culex au repos.

voyons un peu, pour mieux le combattre et l'attaquer par son point faible, quels sont son caractère distinctif, ses mœurs et son mode de reproduction.

Les moustiques sont des insectes *diptères nématocères*. Il y en a de deux genres : les *anophèles* et les *culex*, qui se subdivisent eux-mêmes en un certain nombre de variétés.

Les uns et les autres sont nocifs dans les pays chauds; car si c'est bien l'anophèle qui nous intéresse pour l'instant, son proche parent le culex est rendu lui aussi responsable de la propagation de la filariose, de la maladie du sommeil, des craw-craw, du lymphocèle et de la fièvre jaune.

Les caractères distinctifs des anophèles et des culex sont d'ailleurs assez tranchés pour qu'il soit aisé de les reconnaître à première vue.

L'anophèle *se tient sur sa tête*, suivant l'expression de Ross ; c'est-à-dire que, lorsque l'insecte est au repos ou qu'il est posé pour piquer, son corps fait un angle à peu près droit avec la surface sur laquelle il est placé, reposant sur ses deux premières paires de pattes et laissant flotter la troisième en arrière.

Le culex, au contraire, a le corps parallèle à la surface sur laquelle il repose.

Mais une autre différence existe encore entre les anophèles et les culex. La première espèce a dans les deux sexes les palpes aussi longs que la trompe, la deuxième les a beaucoup plus courts.

Enfin, on peut même différencier entre elles les larves d'anophèles et de culex. Tandis que les premières, lorsqu'elles viennent sur l'eau pour y respirer sont horizontales et semblent flotter à la surface de l'eau, les secondes, au contraire, paraissent suspendues la tête en bas à la nappe liquide, où elles adhèrent par leur siphon respiratoire ; elles ont, en outre, la queue bifurquée. On distinguera facilement les mâles des femelles aux panaches dont sont ornées leurs têtes. Ceux-là sont inoffensifs ; ils se nourrissent uniquement du suc des fleurs et des fruits.

Mais la femelle est redoutable et sanguinaire. C'est elle seule qui pique à l'aide de l'aiguillon dont elle est

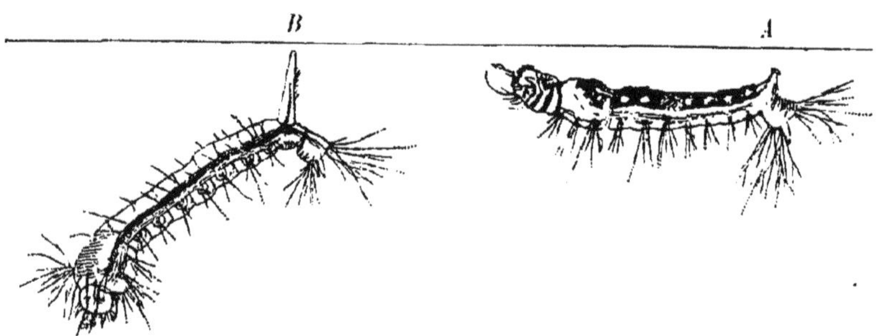

Fig. 7. — Larves d'anophèle et de culex.

A. Larve d'anophèle
B. Larve de culex   respirant à la surface de l'eau.

armée. Il semble qu'il soit nécessaire qu'elle ait été gorgée de sang pour effectuer sa ponte, et déposer ses œufs à la surface de l'eau. Elle meurt d'ailleurs aussitôt après, ayant accompli son œuvre de reproduction ; et son cadavre entraîné dans le fond servira désormais de proie aux larves voraces, auxquelles ses œufs auront donné naissance.

Cette reproduction des moustiques se fait avec une excessive rapidité, chaque femelle éliminant à chacune des pontes 200 œufs environ, d'après Le Dantec. La première génération donnera donc 200 anophèles dont 100 femelles ; la deuxième génération 20.000 individus dont 10.000 femelles ; la troisième génération 2 millions d'anophèles dont un million de femelles, et ainsi de suite.

Ce ne sont pas, notez bien ceci, ce ne sont pas les eaux profondes courantes poissonneuses qui constituent le milieu favorable au développement des moustiques ; mais bien au contraire l'eau stagnante, les étangs, les marécages. Bien plus, les moindres flaques entretenues par la pluie, les eaux qui s'accumulent dans les trous, les fonds de tonneaux, les tessons de bouteilles, les boîtes de conserve, etc., sont choisies de préférence par les femelles pour la ponte de leurs œufs. Les moustiques, en effet, aiment par-dessus tout les endroits sombres, chauds, humides, abrités du vent. Ils ne s'écartent jamais bien loin du lieu où ils sont nés. Ils ne s'élèvent pas davantage dans l'air, préférant les couches basses de l'atmosphère ; et sortent le soir surtout pour se mettre en chasse.

Ainsi, dès maintenant, tout n'est plus mystère dans la question, et nous ne sommes plus désarmés. La fièvre apparaît-elle ? Nous *savons* qu'elle est apportée par le moustique ; que celui-ci est né dans l'humidité ; qu'il est entrenu par elle ; et nous le connaissons parfaitement.

Reste la conclusion. Quelle sera-t-elle sinon que logiquement et forcément les mesures prophylactiques du paludisme peuvent se résumer en une seule ? « Faire disparaître le moustique. »

Et de fait, voyez-le, toutes les mesures actuellement en faveur n'ont pas d'autre but, « c'est une œuvre à poursuivre avec ténacité, avec acharnement ». L'habitabilité et la prospérité de nos colonies sont à ce prix, et tant qu'on ne mettra pas tout en œuvre pour arriver à ce but, on ne fera que patauger dans la pire routine (1).

---

(1) Académie de médecine, séance du 29 mai 1900.

Certaines de ces mesures seront à échéance immédiate ; celles qui consisteront, par exemple, à détruire le plus grand nombre de moustiques dans le voisinage plus ou moins immédiat des habitations européennes, à se protéger contre eux, à diminuer leur nocivité. D'autres, à échéance plus lointaine, auront pour but de supprimer les conditions d'habitabilité du moustique dans les lieux habités par la suppression de ce qui est indispensable à son existence et à sa reproduction, à savoir l'humidité du sous-sol, les eaux stagnantes, etc.

Eh bien ! nous allons passer en revue chacun de ces moyens prophylactiques ; et, si vous voulez, nous commencerons par étudier les mesures propres à détruire le plus grand nombre de moustiques possible, chose qui tout d'abord ne paraît pas facile si l'on songe à l'incroyable rapidité de repullulation de ces insectes.

On a proposé bien des moyens pour détruire les moustiques, et depuis la fumée dense dont les Annamites et les Chinois s'entourent au risque de s'asphyxier à moitié en brûlant du crottin jusqu'à l'importation des *demoiselles* ou *libellules carnassières*, proposée par Lamborn aux Etats-Unis, il n'en existe guère d'efficace pour détruire l'animal adulte.

Oh ! sans doute, dans un appartement clos, des vapeurs sulfureuses, par exemple, agiront bien ; mais ai-je besoin d'insister, je vous le demande, pour vous dénoncer le manque absolu de commodité d'un tel moyen ? D'un autre côté les fumées de poudre de pyrèthre, ou de poudre de fleurs de chrysanthèmes, ont la propriété d'engourdir les moustiques qui tombent à terre et peuvent, dès lors, être facilement détruits. Ce moyen ne paraît pas beaucoup plus pratique ; je peux cependant vous le signaler en passant.

On recommande aussi la fumée de tabac, de menthe, etc., les vaporisations de térébenthine, pétrole, la naphtaline, le menthol, le camphre en pulvérisations. Que sais-je? Je n'insisterai pas plus longtemps. En somme, tous les moyens sont bons s'ils réussissent sans danger pour les individus et les habitations.

En revanche, il est une phase de son existence où le moustique est facilement accessible : c'est lorsqu'il vit dans l'eau à l'état de larve, et c'est là qu'on arrive le plus facilement à le détruire.

Pour y arriver on a songé d'abord à peupler les étangs de poissons avides de larves de moustiques et c'est après tout un moyen recommandable dont on peut faire état quand il s'agit de grandes étendues d'eau. Si, au contraire, on n'opère que sur des mares de peu d'étendue on obtiendra de bons résultats en répandant à la surface de l'eau un mélange d'huile de pétrole et de goudron. Cette opération pourra se faire à l'aide d'une perche munie à son extrémité d'un chiffon, ou à l'aide d'un flotteur spécial relié à un réservoir à pétrole, et qu'on promène à la surface de l'eau où il répand le pétrole en couche mince. C'est la méthode asphyxiante.

Voici ce qui se passe :

La larve du moustique, bien que vivant dans l'eau, a besoin de respirer, et pour cela elle remonte de temps en temps à la surface mettre son tube aérifère en contact avec l'air atmosphérique qu'elle aspire.

Or si l'eau est recouverte d'une mince couche de pétrole ou de goudron, au moment où la larve vient de confiance à la surface pour respirer, elle aspire une gouttelette d'huile qui obture sa trachée et détermine bientôt l'asphyxie.

Telle est la scène.

Le moyen est infaillible et peu coûteux. Les Américains l'ont utilisé déjà lorsqu'ils ont prescrit à Cuba les mesures prophylactiques contre la fièvre jaune. Il convient cependant d'ajouter que le pétrole présente l'inconvénient de s'évaporer rapidement. On emploiera donc de préférence à cet usage le goudron ou le mélange de pétrole et de goudron.

Comment nous protégerons-nous maintenant contre les moustiques, si nous n'avons pu détruire ceux de notre voisinage immédiat?

Tout d'abord nous avons la moustiquaire ; mais encore faut-il que ce mode de protection réponde bien à son but ; c'est-à-dire que la moustiquaire soit fine, solide et entièrement cousue sur toutes ses faces, de telle sorte qu'une fois bordée sous les matelas, il n'y ait d'ouverture d'aucun côté.

Les soldats devront toujours en être munis, même en campagne, à moins d'impossibilité absolue. J'ai vu bien souvent des moustiquaires à mailles beaucoup trop grandes à la caserne et même dans les hôpitaux. Les moustiques y pénétraient sans effort, et je n'ai pas de peine à vous convaincre que de telles moustiquaires sont plutôt dangereuses qu'efficaces et qu'il faut absolument les rejeter.

En conséquence, voici quelles sont les qualités d'une bonne moustiquaire. Elle doit être en tulle, à mailles fines, et très solide ; cousue de tous côtés ; la partie supérieure sera également en tulle, comme tout le reste ; cela est indispensable à la bonne circulation de l'air dans l'intérieur d'un lit garni de sa moustiquaire. Dans les hôpitaux on utiliserait avec avantage les moustiquaires métalliques.

Bien entendu, je ne saurais prescrire comme absolu l'emploi des moustiquaires particlles. Toutefois, il conviendra de s'en servir en temps et lieu dans certains cas spéciaux, et le port de la moustiquaire de tête recouvrant le casque et s'attachant au collet n'a rien qui doive, avec les notions actuelles, paraître exagéré, non plus que le port de gants épais le soir dans les pays où les moustiques abondent. Le costume colonial n'aura-t-il

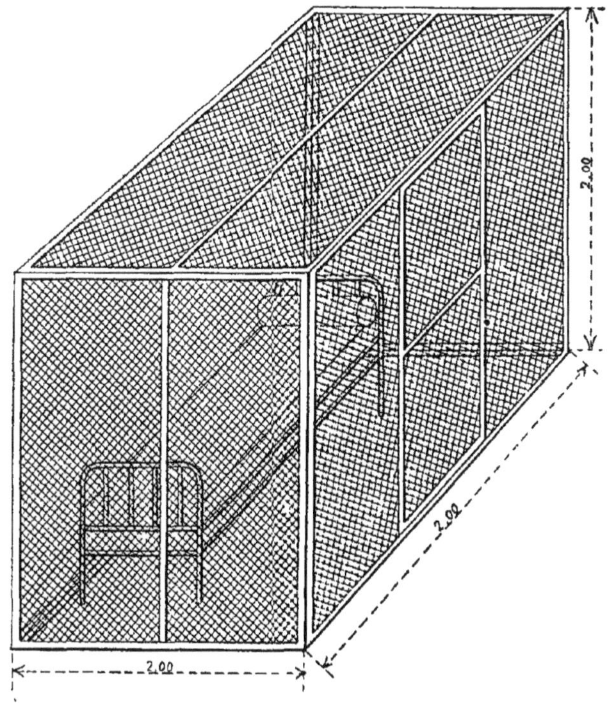

Fig. 8. — Moustiquaire métallique.

pas aussi à subir les modifications qu'exige la prophylaxie rationnelle imposée par les récentes découvertes? Assurément oui ; cela est nécessaire et j'aurai d'ailleurs l'occasion d'en reparler.

Il y a plus encore, et ceci n'est pas pour vous une nouvelle récente. Les maisons grillagées dont on a dit beaucoup de mal, que certains même ont quelque peu plaisantées dès le début, sont décrétées maintenant presque partout d'utilité publique. Depuis l'époque où les Italiens les expérimentaient sur le personnel des chemins de fer traversant les régions infestées de malaria, l'idée a fait du chemin. On sait le parti merveilleux qu'ont tiré les Américains à Cuba des pavillons grillagés pour isoler les moustiques de leurs malades atteints de fièvre jaune, et combien l'expérience a été concluante.

Notre Académie de médecine a de son côté, dans sa séance du 8 mars 1904, émis le vœu suivant :

« L'Académie de médecine, considérant que d'excellents résultats au point de vue de la lutte contre le paludisme ont été obtenus déjà dans un grand nombre de pays au moyen de la protection mécanique de l'habitation, émet le vœu que cette mesure prophylactique soit appliquée dans l'armée ; notamment dans les casernements militaires de Madagascar où abondent les moustiques propagateurs du paludisme. »

Si bien qu'actuellement c'est un devoir pour tous ceux d'entre nous qui avons charge de vies humaines d'obtenir l'application de cette mesure générale d'hygiène, partout où le moustique est un danger. Il est certain, toutefois, qu'il faudra tout d'abord faire l'éducation des gens, et des hommes de troupe surtout, afin d'éviter ce qui est arrivé en Italie où les soldats s'amusaient à percer le grillage à coups de baïonnette (1).

Le reproche le plus sérieux qu'on puisse adresser au treillis métallique, c'est de diminuer considérablement l'aération naturelle. Mais la ventilation artificielle a fait de si réels progrès qu'on peut, après tout, ne pas trop faire état de ce léger inconvénient. Aussi bien l'adage, que de deux maux il faut choisir le moindre, ne saurait-il trouver de meilleure application ?

____

(1) Kermorgant, *Annales d'Hygiène et de Médecine coloniales.*

Donc, toutes les fois que cela vous sera possible, il vous faudra, en pays paludéen, grillager les ouvertures. Vous emploierez pour cela des châssis mobiles s'adaptant exactement au cadre des portes et fenêtres, et sur lesquels on aura tendu une fine toile métallique.

Les portes seront doubles, à tambour, et à fermeture automatique.

Il y a bien encore d'autres indications dictées par la logique ou l'expérience, mais d'une efficacité contestable ; je puis toujours vous en citer quelques-unes.

On a recommandé par exemple de ne pas sortir le soir, et il est bien certain que les moustiques sont plus nombreux au crépuscule et dans la nuit que pendant le jour.

Certaines plantes jouiraient aussi de la propriété d'éloigner les moustiques. On cite le ricin, le basilic, le chrysanthème, le tournesol des jardins (*helianthus annuus*). La présence d'une ou plusieurs de ces plantes, dans un appartement, ou sous une véranda, suffirait à tenir à distance respectable les moustiques les plus acharnés.

Quelle créance convient-il d'ajouter à ces assertions? L'expérience seule permettra d'en contrôler l'exactitude ; je puis dire que, pour les ricins tout au moins, le fait paraît indéniable.

Pour se protéger des piqûres des insectes, lorsqu'ils sont par trop nombreux, on peut aussi faire usage de pommades quininées, ou bien encore à base de camphre, de naphtaline ou d'eucalyptol.

Mais passons sur ces pratiques dont l'intérêt n'est, somme toute, que secondaire.

Après avoir détruit le moustique partout où vous aurez pu l'atteindre dans votre voisinage ; après lui avoir interdit l'accès de vos habitations, ce qui n'aura pas moins d'importance, ce sera de l'éloigner des groupements d'Européens, de reculer de plus en plus les limites de son habitat, en lui rendant la reproduction impossible en deçà de ces limites ; jusqu'à ce que de proche en proche, les éléments indispensables à son existence lui faisant défaut, il disparaisse complètement.

Pour cela, deux sortes de mesures devront être mises en œuvre : les premières, d'ordre *domestique*, si je puis m'exprimer ainsi, auront pour effet de rendre impossible la pullulation du moustique dans le voisinage immédiat de l'habitation ; les autres, à échéance plus lointaine et nécessitant de grands travaux d'utilité publique, auront pour but de le chasser à tout jamais d'une contrée déterminée.

Toutes, notez-le, ont un même objectif : supprimer l'humidité du sol, l'eau stagnante ; assurer l'écoulement parfait des eaux de pluie.

C'est ainsi qu'on devra éviter avec soin le séjour de l'eau dans les habitations ; ou, si cela n'est pas possible, faire en sorte qu'elle soit toujours enfermée dans des récipients à couvercle hermétique et parfaitement étanches. Car on admettra sans peine l'inutilité des ouvertures grillagées sans ces précautions élémentaires ; d'autant que rien n'est plus commun dans les habitations coloniales françaises que l'emploi intempestif de l'eau dans la maison même. Beaucoup de coloniaux, en effet, prennent leur douche sous la véranda de leur habitation.

Dans un angle de la galerie ils ont ménagé, à l'aide de paravents, de larges écrans, ou de minces paillotes, un petit cabinet, recoin ordinairement sombre, qui leur tient lieu de salle de bains. Là, d'un bout à l'autre de l'année, l'humidité suinte de partout ; la mousse y rend le carreau glissant ; les murs sont noircis et couverts de moisissures. Dans une énorme jarre la provision d'eau est tous les jours complétée par les soins d'un domestique qui n'aurait garde d'y faillir. Les moustiques s'y reproduisent en sécurité.

Dans les cabinets de toilette à la *popote*, un peu partout, vous retrouverez encore la même jarre ; ou bien ce sont les filtres poreux, les gargoulettes, les seaux de toile qui s'égouttent sous les vérandas ; et naturellement les moustiques pullulent.

Sortez-vous ? Vous avez à peine franchi le seuil que vous voyez à droite, à gauche, adossées à l'habitation deux bailles, énormes cette fois, solides, bien étanches, coaltarées avec soin, mais sans couvercle. Ce sont les bailles à incendie.

Là les larves de moustiques sont par milliers et l'on comprend sans peine que, dans une habitation pareille, la fièvre règne en maîtresse.

Eh bien ! vous le comprenez, n'est-ce pas, qu'il est enfin temps que ces erreurs disparaissent, et que le confortable s'introduise une bonne fois dans la maison coloniale ? Et laissez-moi vous dire que, pour être salubre, celle-ci devra toujours être parfaitement sèche. Il faut que l'eau y soit apportée pour les besoins et vidée ensuite au loin dans les caniveaux à cet usage ; que les salles de bain et douches soient aménagées spécialement dans ce but et, par conséquent, pourvues de conduites spéciales d'amenée et d'écoulement d'eau. Il faut enfin que les bailles à incendie, si toutefois elles sont indispensables, soient hermétiquement couvertes.

Ce n'est pas tout. Autour de l'habitation et aussi loin que possible, le sol aura été soigneusement débarrassé de la brousse et des hautes herbes par la faux ou par le feu, de façon à favoriser pour le mieux son évaporation spontanée. Il aura été parfaitement unifié, durci par places d'un macadam solide, recouvert ailleurs par le feutrage serré de pelouses rases. Des pentes et des caniveaux auront été ménagés avec soin. En un mot le terrain aura été préparé à la surface de telle sorte qu'aussitôt après les pluies les plus abondantes les alentours des habitations restent absolument nets, et qu'il ne subsiste la moindre flaque d'eau dans les environs.

Ni plates-bandes, ni jardins dans le voisinage immédiat de la maison. Les arbres les plus proches seront éloignés d'au moins 10 mètres du périmètre de l'habitation. Certes, l'ombrage est agréable, et la vue du feuillage réjouit les yeux ; mais il ne faut pas oublier que la plupart des arbres sont une source d'humidité :

1° Par l'obstacle qu'ils apportent à l'évaporation du sol en arrêtant les rayons solaires ;

2° En favorisant l'infiltration des eaux de pluie dans le sol par la capillarité de leurs racines.

Si des citernes, réservoirs, caisses à eau, etc., étaient nécessaires, il faudrait assurer leur parfaite étanchéité et leur fermeture hermétique. Le mieux est de s'en passer chaque fois qu'on le peut.

Telles sont les mesures qu'il convient de prendre dans la maison et dans son voisinage. Elles doivent être appliquées, je le répète, de telle sorte que la ponte des diptères femelles, propagatrices de l'infection palustre, y devienne impossible ou inefficace, faute de la moindre eau stagnante dans les alentours.

J'arrive enfin à l'étude des mesures d'utilité publique, les plus importantes de toutes, et dont ceux qui sont responsables de la situation sanitaire de nos pays d'outre-mer ne sauraient dès maintenant se désintéresser.

Elles ont pour but :

En premier lieu, d'assurer dans les villes l'imperméabilité parfaite du sol :

1° Par le pavage des chaussées ; le revêtement au macadam, ciment, bitume, des trottoirs ;

2° Par la construction de caniveaux parfaitement imperméables et d'un réseau d'égouts soigneusement étanches, destinés à assurer l'écoulement complet et le transport au loin à la mer ou dans les grands fleuves, des eaux ménagères ;

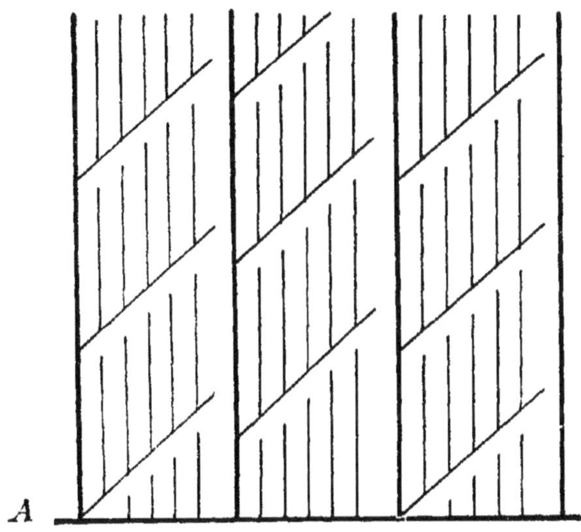

Fig. 9. — Schéma d'un système de drainage.
A. Grand collecteur.

En second lieu, d'assécher le sous-sol ou d'abaisser la profondeur de la nappe souterraine par le drainage. On commencera par respecter tout d'abord le drainage naturel, quand il existe, chose qui est souvent omise, lorsqu'on entreprend certains travaux de culture, de maçonnerie, de chaussées, etc.

Dans le cas contraire le premier souci d'une commission chargée de l'assainissement d'un lieu déterminé sera de drainer le sol.

Qu'on ne s'y trompe pas. Ce procédé d'asséchement

est une des meilleures mesures qu'il soit possible d'utiliser, pour l'assainissement des contrées insalubres. Son importance est capitale. Bien employé, avec méthode, il suffirait concurremment avec la destruction des moustiques à faire disparaître à tout jamais des pays insalubres le paludisme et la fièvre jaune.

En quoi donc consiste le drainage ? Vous le savez sans doute : c'est l'ensemble des travaux qui ont pour but de creuser dans un terrain déterminé des tranchées perméables, qui assureront l'écoulement continu des eaux qui imprègnent le sol comme une éponge jusqu'à affleurer sa surface, et cela par suite de l'imperméabilité d'un sous-sol ordinairement argileux. Or, en pays paludéen, cette constitution du sol existe presque toujours. On comprend dès lors de quelle utilité sera le drainage dans ces contrées insalubres.

Le drainage aura donc pour but ou bien d'assurer l'écoulement à la mer ou aux cours d'eau des eaux du sol, ou bien de les faire pénétrer dans le sous-sol au-dessous de la couche imperméable par des puits perdus.

Quoi qu'il en soit, voici comment il se pratique. Il est possible partout ; et, si vous m'en croyez, c'est là le premier soin qu'il vous faudra prendre lorsque vous installerez un poste, après avoir toutefois débroussaillé et aménagé le sol.

Pour cela vous commencerez par faire rapidement un levé du terrain qui vous servira à dresser votre plan de drainage. Puis, après vous être rendu compte de la profondeur de la nappe souterraine, vous orienterez la direction de vos tranchées de drainage, selon que vous voudrez faire écouler l'eau dans la nappe souterraine ou bien la diriger vers les voies d'écoulement naturel, ruisseaux, cours d'eau, etc.

Leur direction sera toujours celle de la plus grande

pente, dans un segment déterminé de la courbe des levés de niveau.

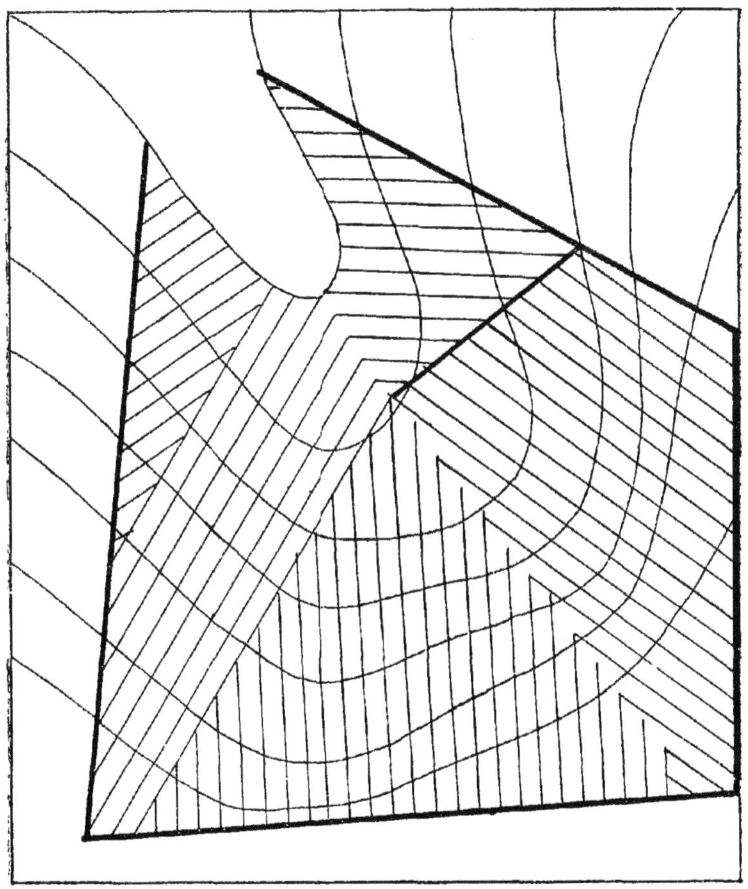

FIG. 10. — Drainage d'un terrain déterminé.

Ces tranchées seront étroites, profondes de $0^m,80$ centimètres à 1 mètre, et plus si c'est nécessaire, écartées de 10 mètres environ l'une de l'autre et d'une pente moyenne de $0^m,004$ à $0^m,007$ par mètre.

Dans le fond de ces tranchées vous disposerez, si vous en avez, des tuyaux de drainage en terre cuite s'emboîtant les uns dans les autres, ou simplement posés bout à bout, et vous comblerez la tranchée.

Or, que se passe-t-il? Le voici :

Lorsque le sol est imprégné de l'eau des pluies, cette

Grand tuyau de drainage.

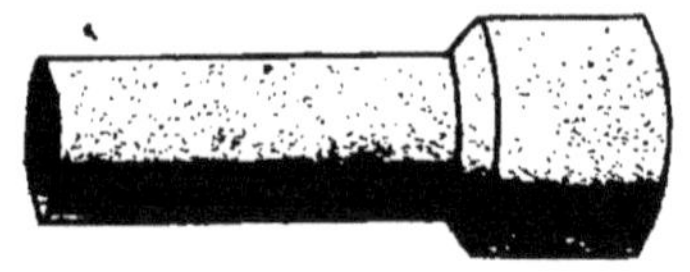

Drains posés bout à bout.

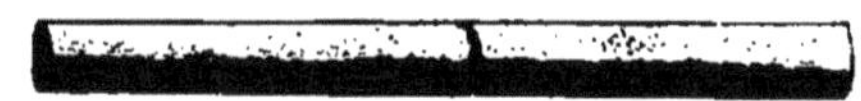

Drains à collier.

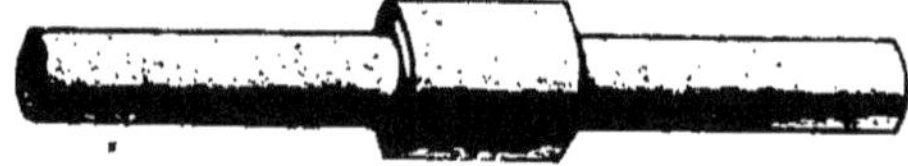

Fig. 11. — Tuyaux de drainage en terre cuite.

eau filtre par les joints ouverts de la conduite de drainage, et dès lors suit la pente de celle-ci jusqu'à l'endroit où elle se déverse.

Donc à l'encontre des égouts qui ne doivent rien laisser perdre de leur contenu, les drains sont perméables à l'eau qui vient de l'extérieur.

On fera en sorte que les drains soient toujours indépendants des égouts.

Mais si, comme cela arrive assez souvent on ne peut disposer de drains en terre cuite, il faudra procéder comme vous le montre la figure 2 avec des briques, ou la figure 3 avec des tuiles de faîtage et des tuiles plates.

Si encore vous ne disposez ni de briques ni de tuiles, le fond de votre tranchée de drainage pourra recevoir soit des pierres plates, de la pierraille, des branchages, des fascines, du sable, etc. Vous recouvrirez de plaques

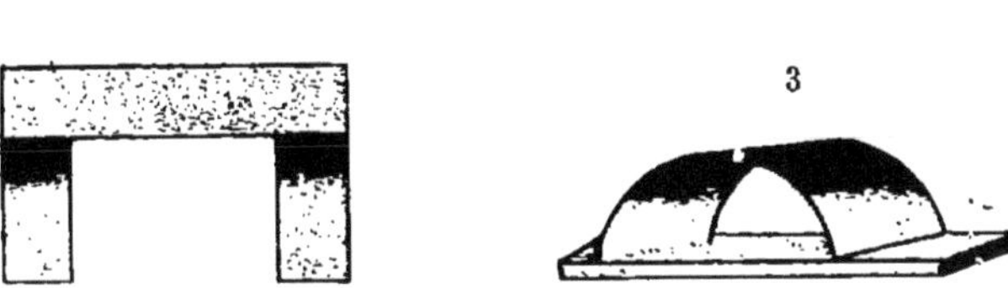

Fig. 12. — Drains de fortune.

de gazon ce que vous aurez choisi pour servir de conducteur à l'eau ; puis vous remplirez la tranchée avec de la terre.

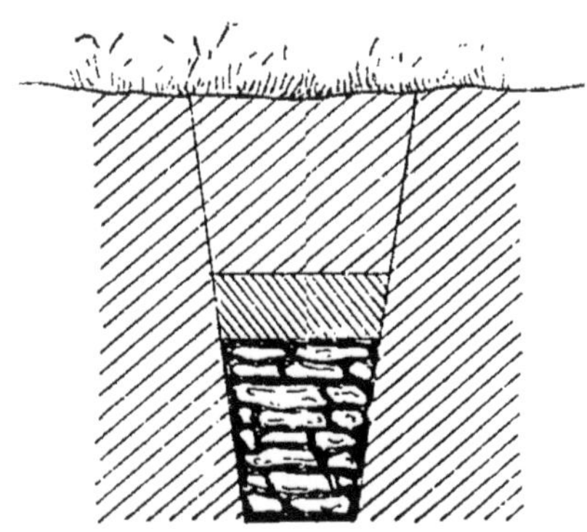

Fig. 13. — Tranchée de drainage à demi remplie de pierres plates recouvertes de gazon.

Il va sans dire que la pente de vos rigoles souterraines sera d'autant plus rapide que le système de drainage sera moins perfectionné. Vos tranchées seront toujours disposées régulièrement et aboutiront toutes dans un grand drain collecteur ; puis, comme je vous l'ai déjà dit, dans un puits absorbant rempli de pierres sèches ou dans un cours d'eau.

Enfin il faudra se préoccuper de faire disparaître les mares permanentes.

Tout d'abord les rivières, les fleuves qui s'étalent et débordent souvent dans ces pays à pluies diluviennes seront endigués dans le voisinage des agglomérations, afin de mettre obstacle à la formation des mares qui se produisent sur les rives. Quant aux mares existantes, elles seront comblées ou desséchées par différents procédés que nous allons successivement passer en revue.

C'est tout d'abord le *terrassement :* cette opération consiste à combler le marais, après en avoir fait écouler les eaux, en y apportant de la terre.

Vient ensuite le *colmatage,* qui consiste à amener dans le marais à combler des eaux très limoneuses qu'on y laisse séjourner un certain temps pour qu'elles y déposent le limon dont elles sont chargées. Si le marais à combler est d'une certaine étendue, on commence tout d'abord par le diviser en un certain nombre de bassins que l'on comble ensuite l'un après l'autre.

Le *terrement* est une sorte de colmatage dans lequel on augmente la proportion de terre contenue dans les eaux amenées aux bassins, en les faisant passer par exemple au flanc d'un coteau dont elles désagrégent le sol en entraînant avec elles la terre et les sables.

Le *warpage* est encore une variété de colmatage pratiqué avec l'eau de la mer.

Si la couche d'eau des marécages est de faible épaisseur, ou si l'eau imprégnant la terre affleure seulement le sol, des opérations semblables au drainage auront vite fait de l'assécher.

Dans les terrains bas et alluvionnaires de l'embouchure des fleuves que l'on ne peut songer à dessécher, la construction d'un système complet d'irrigation sera nécessaire, et la mise en culture, si c'est possible, complétera l'assainissement.

Je n'en veux pour preuve que ce que l'on observe au Tonkin où l'énorme étendue d'eau que constitue le Delta du fleuve Rouge est transformée en une immense rizière. Or les moustiques y sont moins nombreux qu'on ne pourrait le croire, et le paludisme y est beaucoup plus rare et moins sévère que dans la haute région.

Ceci, en passant, irait à l'encontre de la mauvaise réputation qu'on faite les hygiénistes italiens à la culture du riz qui d'après eux, loin d'améliorer les marécages, en accroîtrait la nocivité.

Je suis naturellement amené à vous dire quelques mots de la mise en culture des marais comblés ou desséchés. La culture du riz n'étant pas possible partout, il faudra souvent chercher autre chose, et s'attacher spécialement à choisir des végétaux à croissance rapide et asséchant le sol. Parmi les céréales on préférera le maïs dont un hectare évapore en dix heures 36 mètres cubes d'eau par un temps clair, 11 mètres cubes par un temps couvert.

D'un autre côté, on a prétendu que les essences aromatiques auraient pour résultat d'éloigner les moustiques. Je pense qu'on a beaucoup exagéré. S'il en était ainsi la Nouvelle-Calédonie, terre couverte de niaoulis, ne posséderait pas un seul de ces fâcheux diptères, et l'on sait pourtant s'ils y sont nombreux.

Quoi qu'ait pu en dire Koch qui traite de plaisanterie les plantations d'eucalyptus, qui cependant en Algérie ont donné de si bons résultats, il ne faut pas oublier qu'un eucalyptus absorbe dix fois son poids d'eau ; et que ces arbres ont des propriétés asséchantes qui peuvent rendre de très grands services. Il en est de même des bambous, qui peuvent s'adapter à tous les climats tropicaux. Ces procédés ne sont en somme, il faut bien l'avouer, que des pis-aller. Mais on ne peut s'empêcher de reconnaître qu'ils ont cependant quelque valeur. Dans le même ordre d'idées, on pourra faire des plantations de houblon, de riz indien (*zizania aquatica*), de fèves des marais, d'*helianthus annuus*, ou tournesol des jardins, de canne à sucre, de chrysanthèmes, de ricins, etc.

Enfin, comme dernière recommandation prophylactique étrangère à toute médication, il en est une que nous pouvons dès maintenant adopter comme générale, en hygiène tropicale. C'est de ne jamais faire usage que d'eau filtrée et stérilisée. En ce qui concerne le paludisme, l'infection pourrait se faire, en effet, par l'absortion d'œufs, voire de larves de moustiques, porteurs tous les deux du germe de l'hématozoaire.

Bien qu'il n'entre pas dans le cadre de ces causeries de faire de la thérapeutique à proprement parler, je m'en voudrais cependant de ne pas vous dire quelques mots de la médication préventive du paludisme et même de son traitement par la quinine.

Voyons d'abord en quoi consiste le traitement préventif de la fièvre paludéenne. On a longtemps discuté sur son efficacité, partant sur son utilité ; certains l'ont combattu ; d'autres l'ont énergiquement défendu.

Actuellement presque tous les médecins qui ont une certaine expérience de l'infection malarienne recommandent de faire usage de la quinine préventive quotidienne.

Dès 1717, au siège de Belgrade, le comte de Bonneval donnait à ses hommes comme préventif du paludisme de la teinture de quinquina. Depuis cette époque les expériences ont été renouvelées, presque toujours avec succès.

Le docteur Patrick Manson préconise l'usage journalier de 0,10 à 0,20 centigrammes de quinine. D'après lui, il résulte d'expériences faites sur un grand nombre d'hommes de troupe et de la façon la plus rigoureuse, dans l'Inde anglaise, que cette mesure aurait eu pour résultat de diminuer *de moitié*, dès son application, le nombre des entrées à l'hôpital pour fièvre paludéenne.

Le Dantec semble aussi en être partisan.

Le professeur Koch la recommande également ; selon lui il n'y a comme mesure préventive que l'usage de la quinine.

« Ce que je puis affirmer, dit-il, c'est que les doses de quinine ne doivent pas être faibles ; on ne devrait pas les prescrire au-dessous d'un gramme ni au delà de cinq jours d'intervalle. Je conseille donc de donner un gramme tous les cinq jours, et cela durant un mois à un mois et demi ; autrement on s'exposerait à une rechute (1). »

Les médecins français emploient généralement la méthode préconisée par Manson, et donnent journellement de 10 à 20 centigrammes de quinine.

Pendant la campagne de Madagascar 1894-1895, des pilules avaient été distribuées aux soldats dans ce but. Durcies, altérées par la chaleur et l'humidité, les soldats les rejetaient loin d'eux. Ce procédé ne vaut rien et, ainsi que le dit Le Dantec, « il faut bien peu connaître le soldat et les colonies pour avoir adopté cette manière de faire. Le soldat est un grand enfant qui

____

(1) Koch, *Observations médicales faites sous les tropiques.*

ne s'astreindra jamais à prendre un remède préventivement, si on ne le lui présente pas sous une forme agréable (1) ».

Dans les troupes coloniales on donne ordinairement la quinine préventive sous forme de vin de quinquina quininé, qui en général est bien accepté des soldats.

C'est donc, en somme, le mode d'administration auquel on fera bien de s'arrêter une fois pour toutes, et qu'il faudra réglementer partout où il en sera besoin.

Quant à l'efficacité du moyen, les expériences de Manson la rendent indiscutable ; et l'on comprend, en somme, assez facilement que l'hématazoaire ne puisse se développer dans un milieu constamment imprégné de quinine.

Mais ce n'est pas tout ; et en dépit de ce que cela peut avoir d'étrange au premier abord, il faut bien convenir que si l'action préventive du précieux médicament est efficace sur un individu déterminé, parce qu'il en fait usage lui-même, elle l'est aussi pour le même individu si son voisin en fait usage auprès de lui.

Je m'explique. Vous savez que le voisinage d'un malade paludéen est un danger pour un homme en bonne santé, car le moustique servira d'agent de propagation du premier au second en lui transmettant presque infailliblement l'affection. En dehors même de l'accès de fièvre, tout individu porteur d'hématozoaires peut dans une certaine mesure être considéré comme contagieux pour son entourage.

Dès lors toute intervention qui aura eu pour résultat de détruire chez lui le germe du paludisme aura supprimé, de ce fait, tout danger de transmission de sa part à ceux qui l'entourent.

___

(1) Le Dantec, *Pathologie exotique.*

Or, voyez à quelles conséquences nous entraîne la constatation de ce fait indéniable :

C'est qu'en pays paludéen un des moyens de protection de l'Européen contre l'infection palustre sera de distribuer de la quinine aux indigènes.

On a bien dit que les indigènes dans leur pays étaient réfractaires à la malaria, et il est incontestable, en effet, qu'ils jouissent d'une certaine immunité acquise héréditairement, Mais cela n'est pas absolu, et j'ai eu pour ma part à le constater bien souvent.

De plus, ils n'en sont pas moins porteurs de certaines formes de l'hématozoaire, et dans leur jeune âge presque tous ont eu de légères atteintes de fièvre paludéenne. La plupart des enfants indigènes portent certains stigmates d'un infection palustre chronique, tels, par exemple, que le développement exagéré de la rate.

Tous sont porteurs d'hématozoaires.

Quelle proie de choix pour les anophèles ! Mais aussi quelle source d'infection, que ces enfants, dormant toujours à peu près nus, sans protection d'aucune sorte.

Eh bien ! il n'est pas de médicament que les indigènes de tous pays infecté de malaria acceptent avec autant de facilité que la quinine. Ils en ont bien vite reconnu les vertus ; ils le sollicitent avec ténacité, avec avidité. Souvent ils le volent.

N'y a-t-il pas là l'indication formelle d'un puissant moyen prophylactique ? Celui qui consisterait à endoctriner les indigènes dans la théorie de la transmission de la fièvre, au besoin à leur imposer certaines mesures hygiéniques. En retour, et pour compléter l'action prophylactique cherchée, on leur délivrerait gratuitement la quinine.

Ce serait là le rôle de médecins sanitaires encore à créer.

J'arrive enfin à la conclusion logique de ce qui précède.

Vous avez fait tout ce qui dépendait de vous. Vous avez mis en œuvre tous les moyens dont vous pouviez disposer pour vous protéger, vous et vos hommes, des atteintes de la malaria.

Malgré tout la fièvre a fait son apparition. Il faut la combattre. Comment le faire?

C'est ce que je vais vous dire maintenant en quelques mots, afin de compléter cette rapide étude prophylactique.

Le médicament de choix, vous le savez déjà, c'est la quinine. Il ne faut pas craindre de s'en servir ; mais encore doit-on le faire d'une façon rationnelle.

L'accès paludéen est trop bien connu de beaucoup d'entre vous, et ceux qui ne l'ont pas vu le connaîtront assez vite, pour qu'il soit utile de le décrire. Mais ce qu'il est assez important de connaître, c'est la forme qu'il revêt dans les pays chauds.

Le plus souvent, c'est la forme dite *double tierce.*

Supposons, par exemple, que la fièvre ait débuté aujourd'hui à 2 heures de l'après-midi ; demain matin, il y aura une rémission ; la température aura baissé et tendra toujours à baisser. Brusquement, vers midi par exemple, un nouveau frisson précèdera une nouvelle ascension de la température.

C'est un nouvel accès qui se déclare et dont le début vient d'empiéter sur la terminaison du précédent. Cela dure ordinairement de trente-six à quarante ou quarante-huit heures.

Donc le premier jour vous avez observé le début de la fièvre à 2 heures, et le second jour à midi. Vous constatez par la suite que cela continue de même.

Et bien, en donnant la quinine huit heures avant le début du frisson, c'est-à-dire à 6 heures du matin, le troisième jour, et à 4 heures du matin, le quatrième, vous vous serez mis dans les meilleures conditions pour guérir la fièvre. La dose de quinine absorbée sera portée à son maximum dans le sang précisément au moment du stade le plus sensible de l'évolution du parasite ; la *sporulation* qui correspond au *frisson initial*.

Vous donnerez donc la quinine à la dose de 1 gramme, 1 gr. 50, voire même 2 grammes dans certains cas, *toujours en solution ; jamais d'autre façon ;* à moins d'intolérance absolue.

Mais vous aurez soin surtout de ne pas perdre de vue qu'après une première atteinte de paludisme la fièvre pourra reparaître au bout d'une dizaine de jours environ.

Plus tard cette période d'accalmie se prolongera. Chez les vieux paludéens, elle dure environ un mois.

Or, notez-le bien, à chacune des manifestations de l'infection se traduisant par l'accès de fièvre correspond une nouvelle émission d'éléments jeunes dans le sang. Il ne suffit donc pas, en traitant les malades de fièvre paludéenne, de *couper la fièvre*, suivant une expression consacrée : non, cent fois non, cela ne suffit pas. Une fois la température tombée, vous devez prévoir la repullulation des hématozoaires à échéance prochaine, et continuer à donner la quinine pendant dix jours au moins après la cessation de la fièvre à la dose d'un gramme.

Il se peut, malgré ces précautions, que l'accès de dizaine, de quinzaine ou mensuel reparaisse. Il reviendra sûrement moins intense qu'il ne l'aurait été sans cette médication préventive. Il y aura également lieu de tenir compte de la date probable du retour de l'accès et d'aministrer la quinine à haute dose, la veille du jour présumé de son retour.

En persévérant dans cette méthode, on arrivera souvent à enrayer totalement l'infection paludéenne avant qu'elle ait eu le temps d'avoir son retentissement fâcheux sur tout l'organisme.

Mais si la fièvre est intense ou si l'estomac rejette la quinine, il vous faudra recourir à un autre procédé et pratiquer les injections de solutions de quinine sous la peau.

Ordinairement les postes sont pourvus de solutions de quinine toutes faites et de seringues de Pravaz. Malheureusement ces dernières, de mauvaise fabrication, sont trop souvent hors d'état de servir. Les aiguilles en acier sont oxydées ou cassées et les chefs de poste sont la plupart du temps dans l'obligation d'utiliser leurs propres instruments généralement mieux choisis.

Les seringues à injections hypodermiques doivent, en effet, être d'excellente qualité pour ne pas se détériorer rapidement dans les pays chauds. Les modèles de Strauss ou de Roux à piston d'amiante sont bien supérieurs à ceux de Pravaz. Les aiguilles doivent être en platine iridié.

Il va de soi qu'avant de pratiquer l'injection, il faut tout d'abord stériliser l'instrument. Pour cela, vous le ferez bouillir dans un petit récipient émaillé contenant une solution forte de borate ou de carbonate de soude.

Ce n'est pas tout, il faut également faire une antisepsie irréprochable de la région que vous aurez choisie pour faire l'injection. Vous savonnerez d'abord la peau, puis vous la laverez à l'alcool et au sublimé. On choisit de préférence les endroits où la peau est lâche, la fesse, les flancs, le ventre, et il est de toute nécessité d'enfoncer profondément l'aiguille. Pour cela on prend dans la peau un gros pli qu'on maintient fortement en haut, de la main gauche. De la droite on enfonce à bloc l'aiguille dans ce pli et on pousse lentement le liquide. Cela fait, on retire l'aiguille, et l'on masse doucement la région avec un tampon imbibé de sublimé.

Ces injections ne doivent jamais provoquer d'abcès si les solutions et les instruments sont bien aseptiques.

Bien entendu, s'il se produisait que les solutions en approvisionnement au poste fussent suspectes, il faudrait en préparer d'autres ; ce que vous feriez facilement avec 10 grammes de bromhydrate de quinine et 6 grammes d'antipyrine pour 20 centimètres cubes d'eau distillée ou d'eau de pluie, bouillante.

La solution faite on la verse dans un flacon qui aura été stérilisé par le procédé que je vous ai indiqué tout à l'heure.

VI

LE SOL

Dans l'étude qui précède il existe une lacune qui, sans aucun doute, aura déjà frappé beaucoup d'entre vous. Je me propose de la combler en abordant maintenant la question de la nocivité du sol.

La propagation de l'infection palustre ne se fait pas en effet d'une façon exclusive par le moustique, et l'on sait, à n'en pas douter, que la malaria se contracte en dehors de lui.

Ce qu'il y a de certain, c'est que les exemples de fièvres palustres occasionnées par les travaux du sol sont nombreux, et l'effrayante mortalité des équipes de terrassiers de toutes races vient témoigner hautement du danger qu'il y a à bouleverser le sol, et particulièrement le sol vierge sous les latitudes tropicales.

Il n'est pas un hygiéniste qui ne se soit fait un devoir dès le début de notre extension coloniale de signaler la pernicieuse influence des travaux de la terre sur les Européens, et tout particulièrement des travaux de terrassement dans lesquels les couches un peu profondes du sol sont mises à découvert.

C'est ainsi que le professeur des Écoles de médecine navale Nielly pouvait dire avec Lind que sous les tropiques « l'homme de race blanche qui creuse la terre creuse sa tombe ».

Depuis, sous bien des formes, cette pensée a été redite, et l'on ne saurait jamais trop l'avoir présente à l'esprit.

M. l'inspecteur Kermorgant, dont la haute autorité en tout ce qui touche aux questions coloniales ne saurait faire de doute, insiste de façon très spéciale sur les graves inconvénients des grands travaux de défrichement ou de terrassement pratiqués par les blancs dans les pays tropicaux où sévit la malaria.

Rappelant successivement les formidables éclosions de paludisme qui ont décimé les équipes de Panama, du chemin de fer du Congo belge ; la cruelle expérience de la route faite par le corps expéditionnaire de Madagascar, il en conclut à l'absolue nécessité de faire exécuter par des indigènes tous les travaux de défrichement, d'aménagement du sol et de terrassement.

« Le travail de la terre inculte, dit-il, est toujours dangereux, souvent mortel pour l'Européen... le *travail de la terre lui est interdit sous peine de mort.* » (Maurel.)

« Cette vérité n'a pas échappé à certains indigènes. Il existe à Nossi-Bé un petit promontoire où des soldats français ont payé de leur vie la méconnaissance de cette loi fatale. Aussi les Malgaches l'ont-ils désigné sous un nom qui signifie : lieu où il est dangereux de remuer la terre (1). »

On pourrait citer encore l'épidémie de malaria signalée par le docteur Devaux dans la région de Betafo-Antsirabé, à Madagascar, et tant d'autres.

---

(1) Kermorgant et Reynaud, *Annales de Médecine coloniale*, t. III, p. 394.

Cette loi fatale est bien connue des médecins qui ont exercé sous les tropiques ; aussi la plupart d'entre eux se rallient-ils à l'avis de M. l'inspecteur Kermorgant qui vient tout récemment encore de soutenir cette thèse contre l'illustre professeur Laveran.

Je n'insisterai pas davantage. Aussi bien, suis-je persuadé que ces notions, toutes d'expérience avec l'enseignement qui en découle, se répandent de plus en plus parmi les coloniaux, et que je ne prêche, que des convaincus.

Mais s'il est indiscutable que le paludisme se propage à l'occasion des grands travaux du sol, comment, à son tour, la propagation de l'infection à l'organisme s'explique-t-elle dans ces cas particuliers, puisqu'il est aussi bien scientifiquement établi que sans hématozoaire il n'y a pas de paludisme ?

En un mot, que se passe-t-il lorsque la pioche du terrassier bouleversant la surface du sol en met à nu les couches profondes ?

Autrefois on pensait que des gaz toxiques, des produits de désassimilation — toxines volatiles se dégageant des terres fraîchement remuées — étaient absorbés par les voies respiratoires.

Aujourd'hui, il nous faut bien admettre que s'il y a, en effet, absorption par les poumons, ce ne peut être que des germes nocifs que recélait le sol dont la virulence en sommeil s'accroît du fait de leur mise en contact avec l'air, la lumière et l'humidité.

Avec ce que nous savons du paludisme, nous sommes amenés à conclure que ces germes ne sont, en définitive, que certains stades de l'hématozoaire ; que le parasite seul, sous sa forme filamenteuse ou sporulaire, existe dans le sol ; et que ce sont ses filaments germes ou ses spores, qui s'introduisent dans notre organisme par les voies respiratoires.

Simple hypothèse assurément, à l'heure actuelle où la chose n'est pas démontrée scientifiquement ; mais hypothèse vraisemblable à coup sûr, et de plus admise par la plupart des auteurs qui se sont occupés de la transmission du paludisme à l'homme.

Quoi qu'il en soit, ce qu'il importe de retenir, c'est que le sol lui aussi est l'ennemi de l'Européen dans les pays tropicaux. En dehors des formes sporulées de l'hématozoaire de Laveran, il recèle dans son sein d'innombrables microbes dont beaucoup d'espèces, susceptibles de se reproduire par des spores, sont des plus virulentes et des plus résistantes, et revêtent une nocivité toute spéciale lorsqu'elles sont mises au contact de l'air.

Citons au hasard : le bacille du tétanos, si fréquent dans certaines îles du Pacifique, telles que les Nouvelles-Hébrides, Tahiti, la Nouvelle-Calédonie ; le bacille du choléra, qui pullule dans les terrains alluvionnaires des deltas des grands fleuves asiatiques, tels que le Gange, le Mékong, le fleuve Rouge ; le bacille de la fièvre typhoïde, qui, d'après MM. Granger et Deschamps, ne se trouverait pas à plus de 50 centimètres de profondeur ; la bactéridie du charbon, le *bacillus coli communis* ; et peut-être aussi les germes de la dysenterie, encore imparfaitement déterminés ; enfin le vibrion septique.

Certains parasites du sol peuvent, eux aussi, devenir un danger pour l'homme ; les puces, dans les pays où la peste est endémique. La chique et le ver de Guinée, pour être moins dangereux, n'en peuvent pas moins produire des accidents sérieux : plaies ulcéreuses, phlegmons, qu'il est important de connaître afin de se tenir en garde contre leur production.

Les sols imperméables sont les plus insalubres. En se laissant difficilement pénétrer par les eaux, ils retiennent à la surface de grandes quantités de matières organiques. Tels sont les sols granitiques, calcaires, les terrains argileux, les terrains alluvionnaires. Les marnes, les sables, au contraire, facilement perméables se dessèchent avec rapidité en conduisant l'eau des pluies dans la nappe souterraine qui est constituée ordinairement par des couches profondes, imbibées d'eau comme une éponge. Plus rarement c'est une nappe homogène d'eau retenue entre des parties imperméables.

D'après Pettenkofer, les oscillations de la nappe souterraine seraient en corrélation étroite avec l'éclosion des épidémies de choléra, qui se manifesteraient dès l'apparition des grandes pluies, au moment où s'élève le niveau des eaux souterraines.

Une fois de plus s'impose donc à nous l'impérieuse nécessité de parfaites irrigations, et du drainage bien entendu du terrain. Cette dernière opération offre, d'ailleurs, au point de vue de l'hygiène un autre avantage que celui d'assécher le sol. En y facilitant l'accès de l'air atmosphérique, il y favorise la combustion des matières organiques par l'oxygène.

J'ai dit ailleurs l'influence de la configuration du sol sur la salubrité des régions, en vous entretenant du climat intertropical ; ce serait m'exposer à des redites que de revenir actuellement sur l'influence des altitudes, du littoral, etc.

La constitution du sol tropical varie d'ailleurs à l'infini.

Ainsi, si l'on envisage les altitudes : montagnes, plateaux, vallées, collines, dont l'action est si puissante sur la climatologie d'un pays, on verra qu'elles réalisent souvent dans la même chaîne, à des altitudes ou sur des versants différents, une très grande diversité de climats qui auront, on le conçoit, une influence considérable sur la salubrité des lieux. Or, ce sont là des conditions que présentent la plupart des îles dont la constitution volcanique nous offre d'importants massifs montagneux.

Dans la plaine, ou dans les régions où le niveau est peu variable, les aspects du sol intertropical sont également de nature bien diverse.

Ce sont d'abord les vastes contrées désertiques, à peine couvertes d'une végétation maigre et rabougrie ; les *pays de la soif*, voués à la sécheresse, à la chaleur torride : tels le Sahara, les plaines de l'Asie centrale, de l'Arabie, etc.

Puis nous voyons de vastes contrées traversées par des fleuves puissants, dont le débordement périodique annuel, en reculant leurs limites à l'infini dans la plaine, fertilise d'immenses étendues de terrain.

Ou bien ce sont des prairies, des savanes, arides pendant une partie de l'année, luxuriantes et fertilisées pendant l'autre par les brumes tièdes qui flottent sur elles presque tout le jour ; ou bien encore d'immenses marécages à demi envahis par les mangliers, les palétuviers, par la flore aquatique, les roseaux ou les hautes herbes.

Enfin les forêts vierges, à la végétation puissante aux vastes troncs écroulés, dont le sol couvert d'une épaisse couche d'humus et d'un inextricable lacis de lianes, envahissant jusqu'aux frondaisons, est éternellement détrempé par les pluies torrentielles. Dans cette atmosphère étouffante de serre humide la mort même, que l'on trouve à chaque pas sous toutes ses formes, semble contribuer à l'intensité extraordinaire de la vie, à l'activité prodigieusement féconde de la nature.

VII

L'HABITATION

« Les misérables masures en paillote, en pisé, en coffrage de bois monté sur dés de pierre, que l'on trouve en trop grand nombre encore dans les colonies, sont la honte de la civilisation. Elles en sont aussi le danger. »

Ainsi s'exprime M. le docteur Treille ; et, de fait, il semble qu'on ait longtemps construit dans nos colonies, avec un absolu mépris du confort, et comme s'il suffisait, en somme, que dans une maison coloniale on fût à peu près à l'abri du soleil. Et nous n'aurons dû de voir enfin disparaître un tel préjugé qu'à un inutile sacrifice de vies humaines.

Eh bien, non ! Le blanc d'Europe n'est pas fait pour vivre au dehors, même sous les tropiques, surtout sous les tropiques, devrais-je dire.

Le milieu artificiel que doit réaliser toute habitation bien comprise lui est aussi nécessaire aux pays chauds que dans le voisinage du pôle ; et ce serait méconnaître les lois les plus saines de l'hygiène que de ne pas poursuivre actuellement dans nos colonies la disparition des mauvaises masures du début, et d'en éviter à tout prix la reproduction.

Qu'est-ce donc, je vous le demande, que l'habitation aux colonies, sinon le milieu où s'écoule la plus longue partie de notre vie coloniale ? Si ce milieu est mauvais, ne devrons-nous pas en subir fatalement, inconsciem-

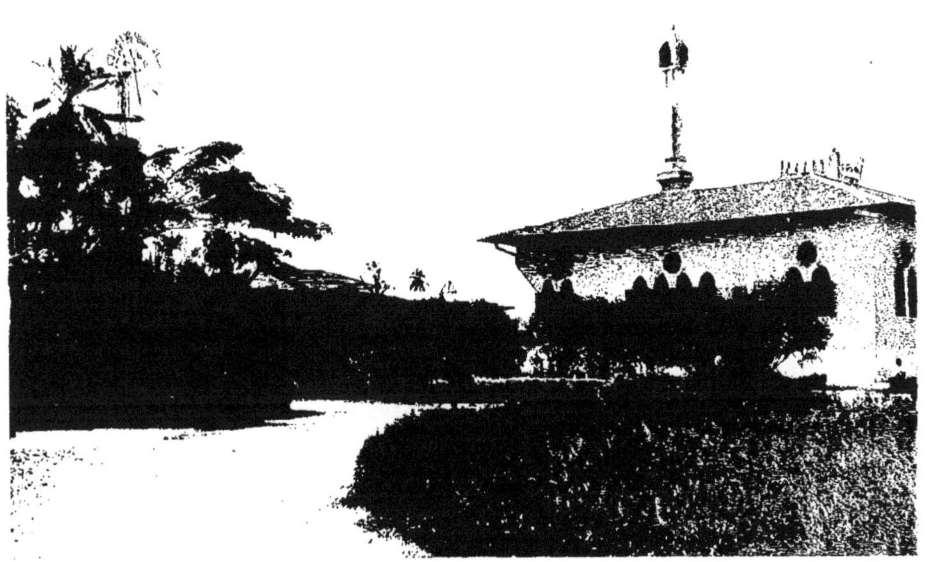

Fig. 14. — L'habitation coloniale : hôtel du gouvernement à Dar-es-Salam, Afrique orientale allemande (style arabe).

ment parfois, l'influence, sans que nous puissions rien pour y remédier ?

L'habitation coloniale doit donc être parfaitement confortable, tout autant qu'une habitation d'Europe, et voici pourquoi :

C'est parce que, sous les tropiques, les agents physiques du sol et de l'atmosphère nous sont plus que partout ailleurs hostiles, et que la maison doit, avant tout, nous servir de protection contre eux.

Elle sera vaste et aérée pour que nous puissions prendre de l'oxygène raréfié des tropiques la quantité nécessaire pour ne pas asphyxier lentement ;

Hermétiquement fermée, si nous voulons que les pluies diluviennes, si fréquentes en saison d'hivernage et violemment poussées par le vent, n'y puissent être chassées ;

Largement ouverte, afin que le soleil y pénétrant facilement, au moins quand nous n'y serons pas, puisse y accomplir son œuvre bienfaisante et salutaire d'antisepsie, tout en en chassant l'humidité.

Elle sera sèche. Elle sera claire aussi, car la lumière est indispensable à la vie.

Fraîche ? Evidemment, cela va sans dire. C'est la première des conditions ; et l'on ne peut que déplorer qu'il puisse encore, à l'heure actuelle, subsister des maisons qui, loin d'être une protection contre la chaleur, jouissent de la dangereuse prérogative d'offrir à leurs habitants une température plus haute que celle de l'extérieur.

Ceci posé, nous allons, si vous le voulez bien, étudier l'habitation en général. Puis nous nous occuperons spécialement des constructions dont nous ne saurions

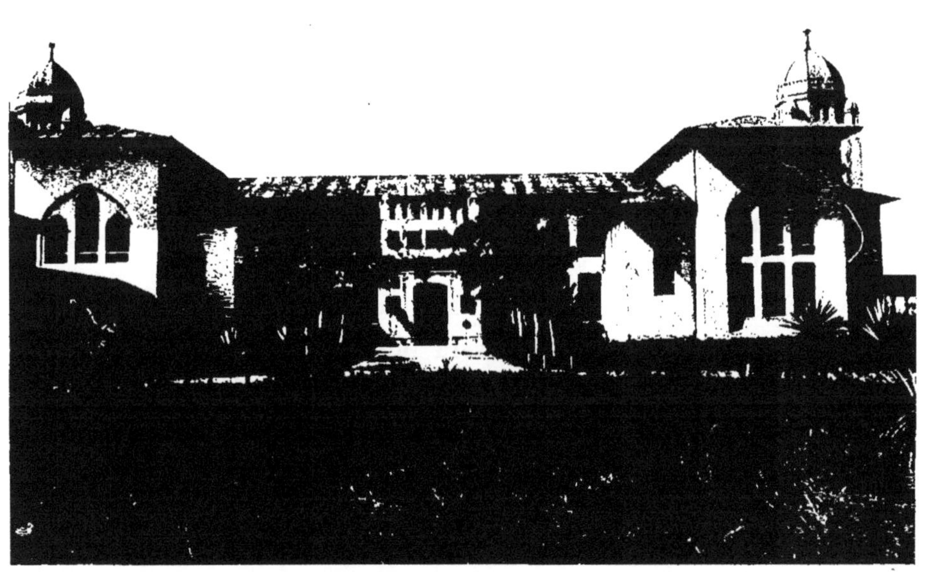

FIG. 14. — L'habitation coloniale : hôtel du gouvernement à Dar-es-Salam. Afrique orientale allemande (style arabe).

nous désintéresser ; à savoir, les bâtiments des postes militaires, la caserne et l'hôpital.

Comment choisira-t-on le terrain à bâtir lorsqu'on en aura le pouvoir ? De quelle façon conviendra-t-il de l'aménager, de le préparer afin de recevoir les fondations ? C'est là une question sur laquelle je ne m'appesantirai pas ; ce serait m'exposer à des redites de tout ce qui précède, que d'entrer à ce sujet dans des détails au moins inutiles.

Je me bornerai donc à rappeler qu'il faudra, autant que possible, faire choix d'un lieu élevé, b'en ventilé, au vent des marécages s'il en existe ; d'un terrain sec, bien perméable, compact, rocheux ou crayeux de préférence. Surtout, bien se garder des terrains alluvionnaires qui sont très mauvais.

Le sous-sol sera aussi sec que possible.

Presque toujours il sera indispensable de drainer, à moins toutefois que les oscillations de la nappe souterraine n'amènent pas l'eau à moins de 3 mètres de la surface du sol. Il ne sera pas indifférent de prendre aussi l'avis des indigènes sur la salubrité du lieu où l'on comptera s'établir.

Donc, la terre végétale ayant été enlevée et les alentours aménagés, ainsi qu'il a été dit à propos de la prophylaxie du paludisme, on procédera au tracé des fondations ; et ce sera le moment de songer à l'orientation de la maison.

Ordinairement tous les hygiénistes sont d'accord pour recommander, s'il n'existe pas de vents locaux dominants, d'orienter le grand axe de la maison est-ouest, ainsi que vous le montre la figure 16.

De cette façon l'habitation ne présente au soleil que ses deux pignons, et jamais ses façades, dont l'une

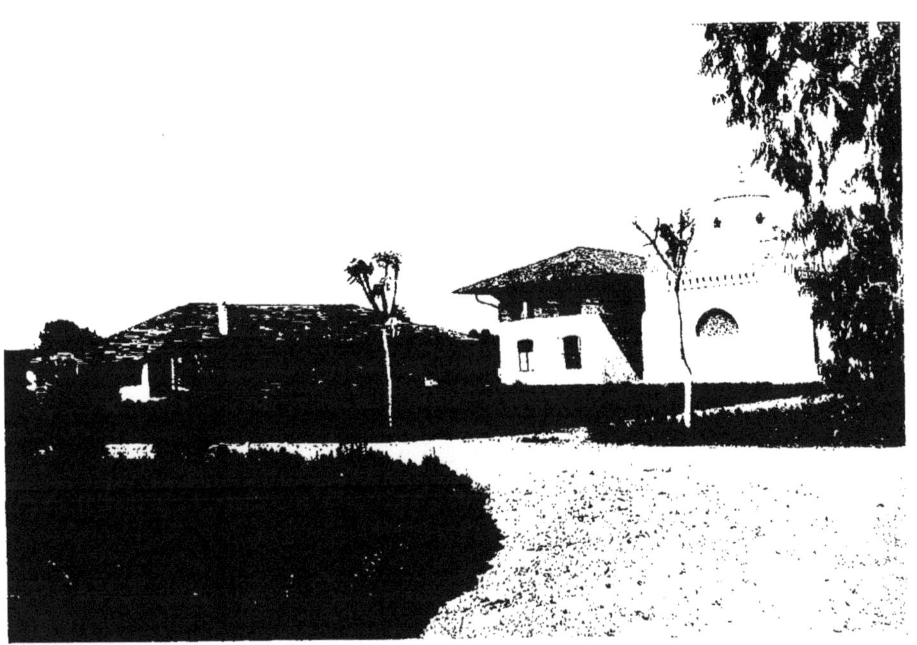

Fig. 14. — L'habitation coloniale : hôtel du gouvernement à Dar-es-Salam, Afrique orientale allemande (style arabe).

tournée au nord et l'autre au sud, sont exposées sous un angle de 45° à la direction des alizés.

Eh bien, je ne partage pas cette opinion. Je suis d'avis qu'une maison qui ne reçoit le soleil que sur ses pignons et son toit est mauvaise, et je pense qu'il est bon d'y laisser entrer le soleil quand l'Européen en sort. Sans m'arrêter à l'orientation franche du grand axe nord-est - sud-ouest, qui aurait l'avantage d'offrir les façades aux alizés en direction normale, mais les exposerait trop aux rayons solaires, je proposerai d'orienter ce grand axe est-nord-est - ouest-sud-ouest, ainsi que vous le montre la figure *c* (hémisphère sud) (1).

Ainsi placée, la maison recevra les alizés plus normalement qu'en A et le soleil plus obliquement qu'en B. J'ai tout lieu de croire que cette orientation est la meilleure.

Vous vous êtes donc arrêté à cette dernière. Le sol est débroussaillé, débarrassé des racines, de la terre végétale, unifié, canalisé, drainé ; vous avez fait le tracé de la future habitation ; vous commencez les fondations.

Car il faut des fondations à toute habitation coloniale permanente ; c'est là une nécessité impérieuse, absolue, sans laquelle il n'y a pas d'hygiène possible en pays chauds.

Une fois les tranchées terminées et tout l'emplacement du futur édifice soigneusement déblayé, il faudra en assurer l'assèchement. On le fera en l'isolant du sol soit par des couches successives imperméables d'argile bien damée, ou de préférence par un bon lit de béton hydraulique, recouvert d'un enduit de bitume ou de ciment ; ou bien encore, d'une feuille de plomb.

---

(1) Pour l'hémisphère nord, disposition semblable mais inverse : ouest-nord-ouest - est-sud-est. (Fig. *d*.)

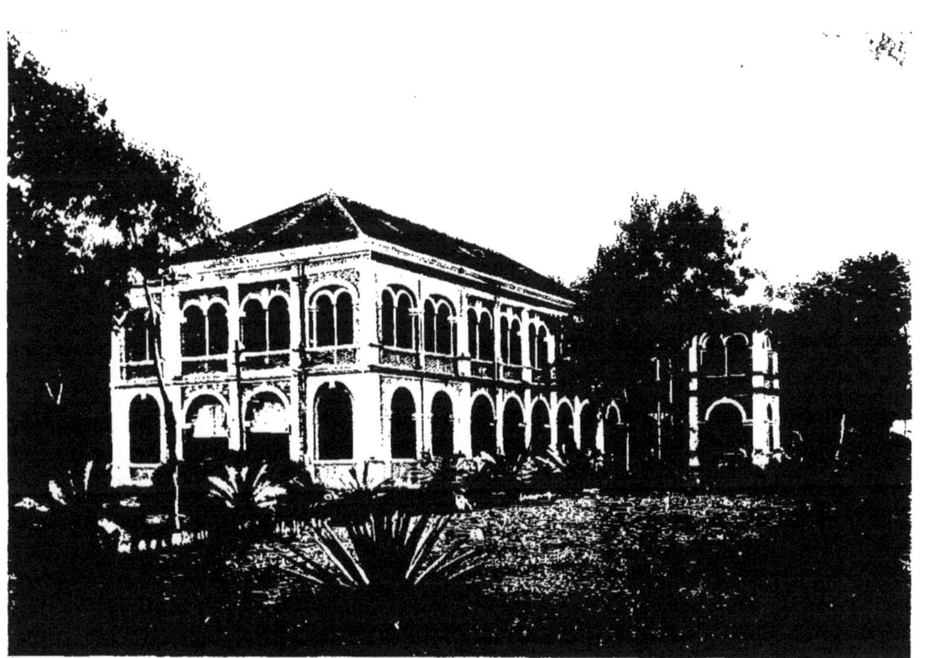

Fig. 15. — Type de maison coloniale française. (Photographie.)

La maçonnerie commencée, on en entourera la partie basse d'un parement de goudron, de plaques d'asphalte ou d'un revêtement de ciment. Ces précautions sont indispensables si l'on veut absolument s'opposer à l'ascension par capillarité dans les murs de l'humidité du sol.

Si je n'ai parlé jusqu'ici que de maçonnerie, c'est qu'en effet ce sont les matériaux utilisés dans ce mode de construction qui réunissent le plus grand nombre des qualités qu'il convient d'y rechercher, pour construire en pays chaud.

Les matériaux de construction devront en effet, de même que les vêtements d'ailleurs, être avant tout mauvais conducteurs de la chaleur, ne pas retenir l'humidité, enfin être perméables à l'air. Or les briques, et tout particulièrement les briques tubulaires, réalisent au plus haut point ces conditions.

A défaut de briques on se servira de préférence de la pierre que l'on trouve à peu près partout, grès ou granit, ou bien encore des calcaires compacts qu'on peut utiliser à la fois comme pierre à bâtir et comme pierre à chaux. Enfin le ciment armé et la pierre artificielle constituent eux aussi d'assez bons matériaux.

Quelle épaisseur faudra-t-il donner aux murs ? Une épaisseur de 50 centimètres, dit Treille, surtout si le mur est bâti en matériaux ordinaires, et homogènes, est absolument insuffisante : et il ajoute : « Pour ne pas atteindre une épaisseur exagérée et coûteuse, il serait bon de faire une paroi extérieure de 30 centimètres en briques dures doublées à l'intérieur d'un revêtement de briques creuses où l'air circulerait. »

A la rigueur et dans la plupart des cas, ces dimensions paraîtront suffisantes. Cependant je recommanderai comme infiniment supérieur le mur de 60 centi-

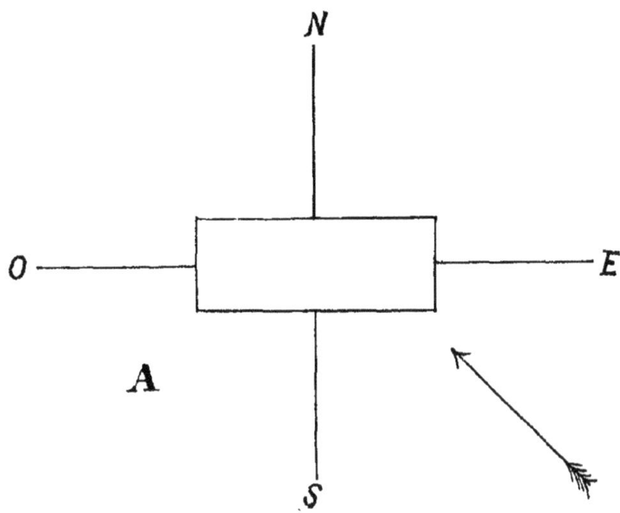

Fig. 16. — Orientation du grand axe suivant la marche apparente du soleil.
La flèche indique la direction des alizés de sud-est.

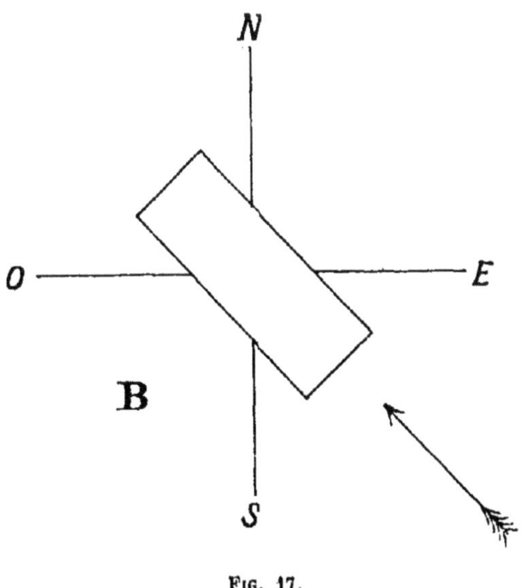

Fig. 17.

mètres d'épaisseur, à matelas d'air formé par l'interposition entre deux parois de briques pleines d'une cou-

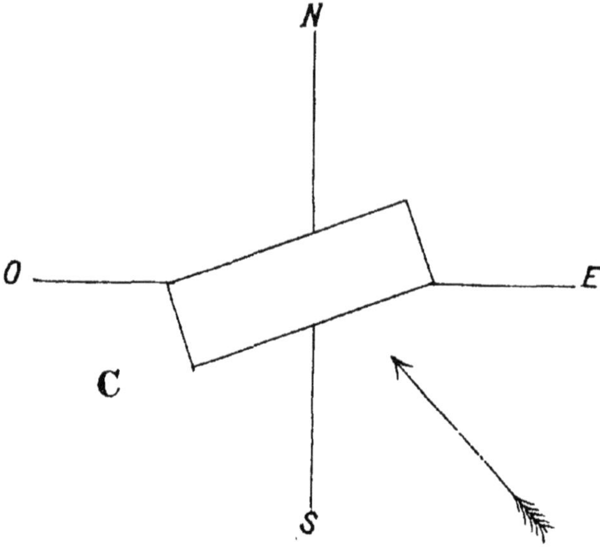

Fig. 18. — Orientation du grand axe ENE-OSO. — Direction des alizés
dans l'hémisphère sud.

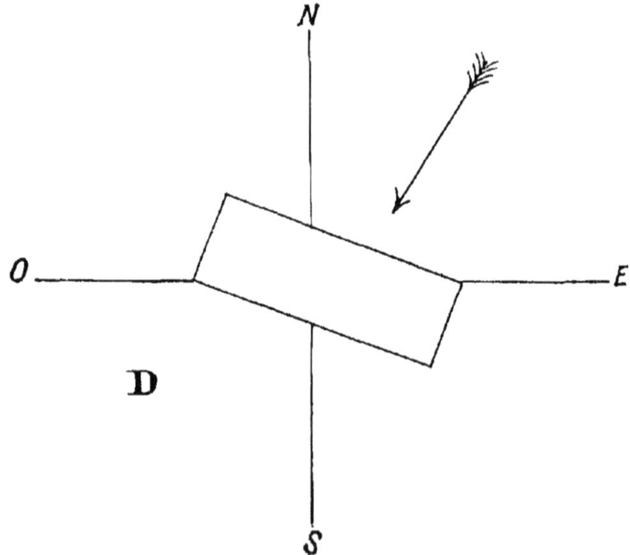

Fig. 19. — Orientation du grand axe ONO-ESE. — Direction des alizés
dans l'hémisphère nord.

che de briques tubulaires et dans l'intérieur de laquelle l'air pourrait également se renouveler. De tels murs ou bien encore des murs massifs en pierre de 70 centimètres constituent seuls un obstacle vraiment efficace contre la chaleur. Il va sans dire que l'on n'emploiera que du mortier au ciment, et que les joints seront soigneusement refaits au ciment pur.

Ainsi construits les murs seront protégés de tous les côtés et du sol au toit par le persiennage de vastes vérandas, dont la largeur ne sera jamais inférieure à 3 mètres. Ces dernières pourront *toujours être herméti-quement fermées* par une charpente persiennée. Une maçonnerie légère ou quelques colonnettes de fer serviront d'armature à ce persiennage qui, pour être pratique, sera en entier composé de lames mobiles.

On comprend sans peine l'inappréciable avantage de cette disposition qui permet à la fois de mieux aérer et de mieux éclairer certaines parties de l'appartement, selon l'heure et la position du soleil.

Mais il est une chose essentielle, c'est qu'une semblable installation ne saurait souffrir de médiocrité. Mieux vaut un persiennage à lames fixes qu'un mauvais système de lames mobiles dont le fonctionnement serait enrayé au bout de peu de mois. Il est facile de comprendre que l'association du fer au bois ne donnera jamais que de mauvais résultats pour ce genre de mécanisme dans les pays chauds et humides ; et qu'il est de toute nécessité d'employer le cuivre pour toutes les pièces métalliques de la partie mobile, si l'on veut obtenir un fonctionnement simple, aisé et de longue durée.

Quant aux charpentes, à moins d'impossibilité elles seront en fer. Si le fer faisait défaut, on utiliserait de préférence des bois durs parfaitement secs, injectés ou minéralisés.

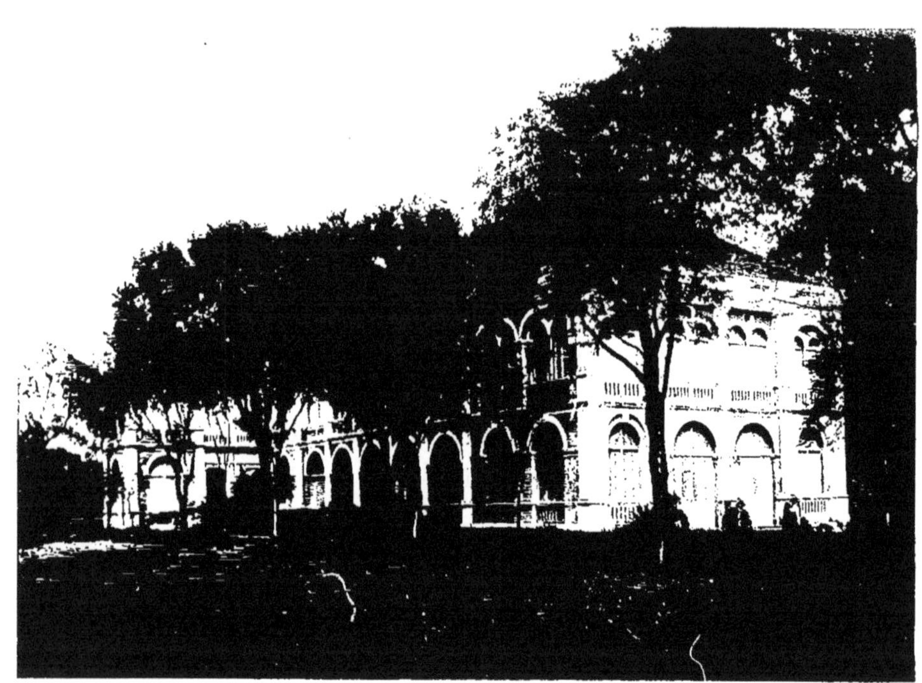

Fig. 20. — Hôpital militaire de Saigon. Persiennage à lames mobiles.

Quel mode de couverture conviendra-t-il d'adopter pour la maison coloniale ? Pour ma part je n'en vois qu'une seule qui soit vraiment pratique. C'est la tuile, — tuiles de petite dimension solidement fixées par du fil de fer galvanisé.

Et, puisque nous sommes sur ce sujet, je vous demanderai si vraiment il n'y a pas lieu de s'étonner que des questions, en apparence si simples, puissent soulever tant de difficultés si l'on en juge par les tâtonnements et les contradictions qu'elles occasionnent, et pourquoi par exemple, lorsqu'il s'agit de couvrir une maison coloniale, on ne s'en tient pas une bonne fois à ce qui est incontestablement parfait, la toiture de tuiles ?

Je ne vous parlerai pas, bien entendu, de la paille ni des feuilles de palmier ; ce sont là des matériaux que nous n'aurions jamais dû emprunter si servilement aux indigènes ; mais après la tuile utiliser le zinc, le plomb, revenir à la tôle ondulée, c'est, il faut bien l'avouer, patauger dans l'erreur. Mieux vaut encore le bardeau ; car, en somme, s'il est hygrométrique, s'il se fendille, se dessèche et laisse passer l'eau, au moins ne transforme-t-il pas les logements qu'il protège en intenables fournaises.

Je sais bien que les revêtements de bois doublant la tôle, et le grenier ventilé ménagé entre la toiture et le plafond, atténueront considérablement la chaleur rayonnée vers les appartements ; il n'en est pas moins vrai que dans les mêmes conditions une toiture de tuiles aurait un rayonnement infiniment moindre.

Non, cent fois non. Ce ne sont pas là des matériaux qu'on puisse indifféremment employer l'un pour l'autre. La différence entre eux est énorme au point de vue de l'hygiène en pays tropical, et l'architecte qui, dans ces contrées, utilise le zinc, le plomb ou la tôle ondulée à

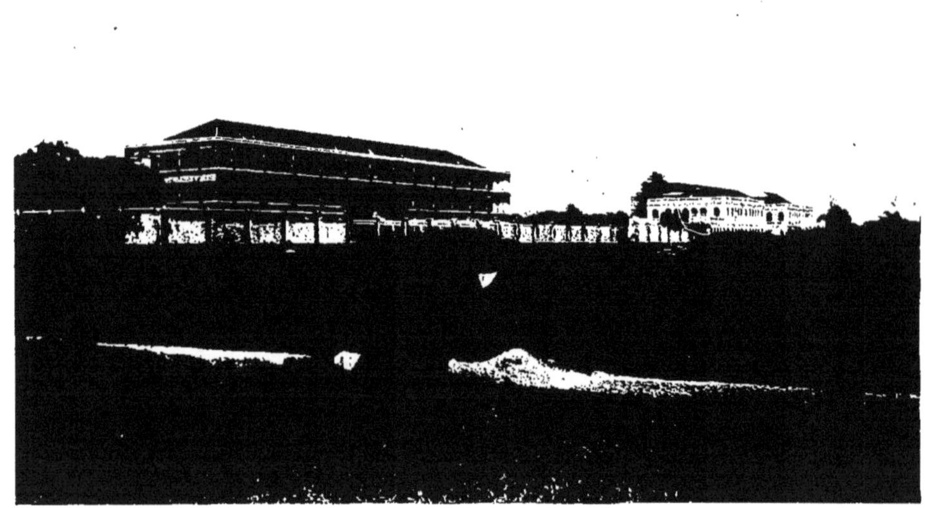

Fig. 21. — Type do toituro coloniale en tuiles, casornes de Saigon.

la confection d'un toit sait pertinemment ; sait, à n'en pas douter, que la température moyenne de sa future maison sera infiniment plus élevée que s'il avait employé la tuile au même usage.

Eh bien ! laissez-moi vous dire que cela est inadmissible ; que cela ne devrait pas être, quelque différence de prix qui puisse exister, après tout, entre les matériaux métalliques et la tuile ; et je ne pense pas qu'elle soit considérable. Laissez-moi vous répéter que les toitures métalliques sont mauvaises, antihygiéniques au premier chef, pires encore qu'on ne pourrait l'imaginer ; et que, pour ma part, je les ai vues en maintes circonstances intenables à un point tel qu'on avait dû, malgré plafonds et greniers, les recouvrir de paillotes.

Il n'est pas besoin de commentaire, n'est-ce pas ? Et nul autre argument ne saurait, je pense, prévaloir sur ce dernier pour condamner de façon définitive toute couverture en métal dans les pays chauds (1).

Une fois donc les tuiles placées, un revêtement de planches ou de lattes recouvertes d'un enduit imperméable doublera la toiture entière. Il va sans dire que, malgré cette précaution, des combles auront été ménagés et que, dans ces combles, la ventilation sera largement assurée par des lanterneaux, et des lucarnes persiennées pratiquées dans chacun des pignons.

Mais ce n'est pas tout : il nous faut maintenant nous occuper des parquets et des enduits intérieurs des murs et plafonds.

---

(1) Les toits en terrasse sont également à recommander; mais ils sont bien plus coûteux et d'un entretien beaucoup plus difficile que les toits légèrement inclinés.

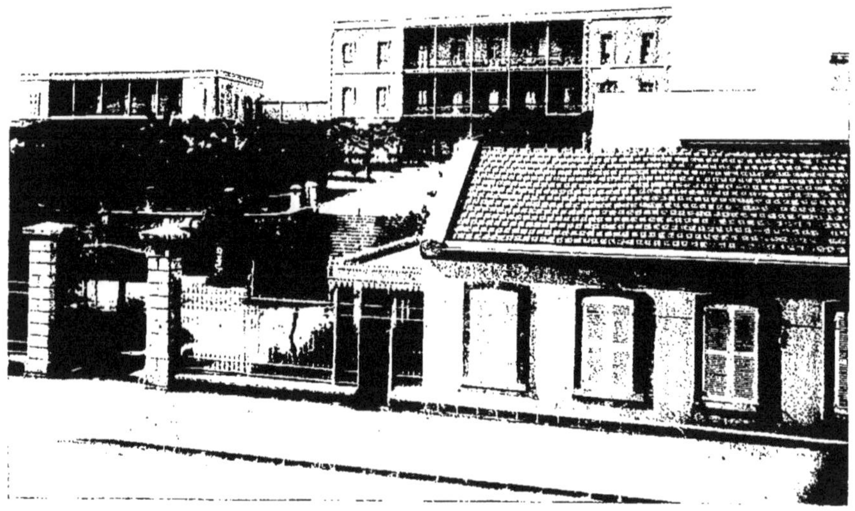

Fig. 22. — Type de toits en terrasse. Hôpital de Nouméa.

Les planchers, pour peu que l'espace situé au-dessous ne soit pas incessamment ventilé, recouvrent très rapidement, aux pays chauds, toute une flore de moisissures. Des champignons de diverses espèces se développent dans l'espace clos, envahissant par leur mycelium même les bois à essence, comme le pitchpin, et peuvent, de proche en proche, arriver à l'air libre des chambres, où ils ne tardent pas à répandre leurs spores, *merulius lacrymans, poleck ungefug* (1).

Notez bien qu'en Europe il en est de même et que c'est pour parer à l'insalubrité des planchers ordinaires, qu'il est actuellement recommandé dans la plupart des casernes d'imperméabiliser les planchers. Les conclusions des expériences faites par les sections techniques du génie et de santé ont été que la matière qui permet d'obtenir le plus sûrement et le plus économiquement ce résultat était le coaltar ou goudron de houille.

On imperméabilise aussi à l'huile de lin bouillante, à la paraffine, etc.

Ces mesures sont, à n'en pas douter, excellentes ; mais dans les pays tropicaux il vaut beaucoup mieux ne pas faire usage du bois lorsqu'on pourra s'en passer.

Un carrelage de bonne qualité, fait avec soin sur aire en ciment, sera plus frais, plus facile à nettoyer, plus imperméable et plus durable que n'importe quelle sorte de plancher. Les carreaux devront être bien cuits, polis, ou mieux vernissés ; les joints en seront parfaits afin que nulle infiltration ne puisse se faire sous le parquet.

Les murs et le plafond seront également lisses pour qu'ils ne puissent s'imprégner ou se pénétrer de matières organiques et qu'il soit facile de les laver ; on

---

(1) Treille, *loc. cit.*, p. 135.

obtiendra ce résultat soit en les peignant simplement
à l'huile et au vernis ; soit à l'aide de stucs, d'enduits
au silicate de potasse, à l'amiante, etc. ; ou bien encore
en les recouvrant sur toute leur surface d'un carrelage
de céramique, de faience ou d'émailline.

On aura soin, ce qui est facile, de supprimer les angles et les saillies.

Naturellement on n'emploiera pour le nettoyage des
murs et planchers que l'essuyage humide suivi de l'essuyage à sec qui assureront sans peine une propreté
parfaite dans les appartements.

Enfin nous arrivons à une des questions les plus importantes du sujet qui nous occupe, l'aération et la ventilation de l'habitation coloniale.

Dans les pays chauds, encore plus que partout ailleurs, il est une nécessité : c'est de *bien faire respirer
sa maison*, comme a dit Fonssagrives, c'est-à-dire d'y
faire entrer de l'air pur et d'en chasser l'air vicié. C'est
donc une bonne circulation de l'air que l'on devra assurer dans les appartements, tout en veillant à ce que
cet air soit propre et suffisamment oxygéné.

En Europe on estime qu'il faut que la partie aérifère ménagée par les ouvertures ne soit pas inférieure
à 1/6 de la superficie totale de la pièce. Sous les tropiques, elle devra être au moins de 1/4 dans les habitations particulières, de 1/3 dans les casernes et dans les
hôpitaux. Chaque chambre n'aura pas moins de 6 mètres en longueur, 5 mètres en largeur, et 5 en hauteur.

Les fenêtres ne seront pratiquées que dans le persiennage extérieur des vérandas, sur lesquelles l'accès aura
été ménagé par de larges portes s'ouvrant du parquet
au plafond dans les appartements.

Dans tous les cas, et dans tous les pays, ces portes
persiennes seront doublées de portes vitrées.

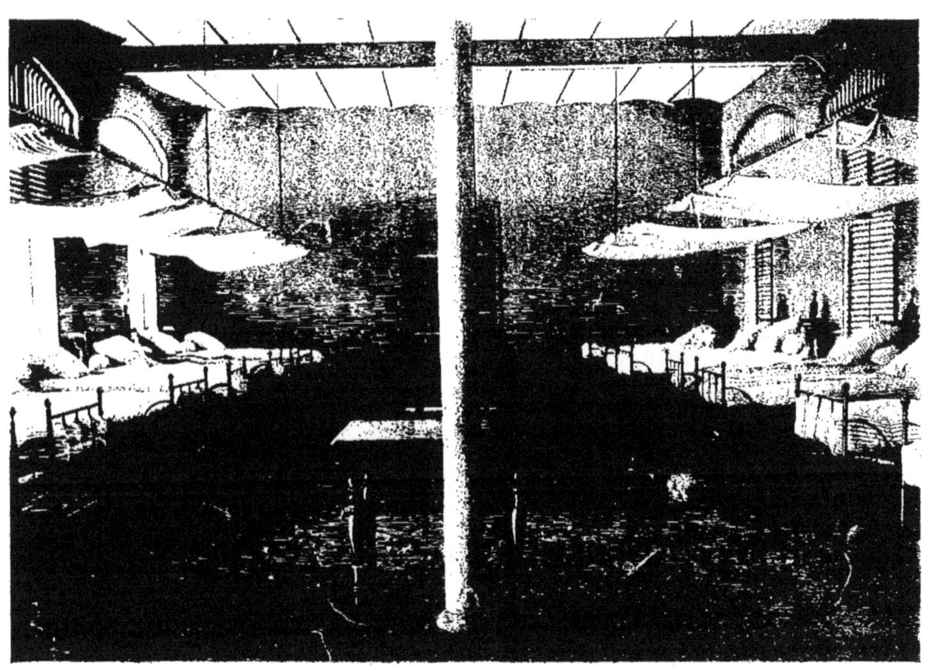

Fig. 23. — Type d'intérieur de salle d'hôpital français, carrelage vernissé. Hôpital de Saïgon.

Une excellente pratique serait de toujours ménager, en dépit de ce que cela peut avoir d'étrange au premier abord, des cheminées dans les appartements coloniaux. Au Tonkin, colonie qui jouit d'une saison assez froide pour qu'il soit nécessaire à certains jours d'y faire du feu, on ne voit pas d'habitation européenne sans cheminée. On ne saurait croire l'inappréciable avantage qu'on retire de cette disposition au point de vue de la ventilation pendant la saison chaude. Et puis, en somme, la cheminée meuble. Absente, elle manque à l'œil d'un Européen à qui il semble que l'appartement ait quelque chose d'inhospitalier. Cela est si vrai qu'en certains pays on adapte aux appartements des cheminées postiches. Ces dernières considérations pourraient bien, cela va sans dire, être laissées de côté si les avantages d'une bonne aération ne devaient en réalité primer tout dans la circonstance. Tout au moins ce dernier mode de ventilation par appel devrait-il se recommander par sa grande simplicité d'exécution ; il est bien supérieur au procédé des cheminées Douglas Galton, dans lesquelles passe un courant d'air chauffé artificiellement ; c'est là une source de chaleur qu'on ne peut songer à introduire dans la maison coloniale, et qui fait de la cheminée Douglas-Galton un appareil inutilisable dans les pays chauds.

La ventilation par propulsion peut être employée très simplement, sans appareil mécanique. en employant le dispositif mis en usage dans les *baraques américaines*.

Deux manches à vent paralèlles et juxtaposées partent l'une au niveau du plafond, l'autre au niveau du plancher de la baraque, pour venir s'ouvrir au-dessus du toit, en affectant la forme d'une girouette. Celle-ci est disposée de manière à orienter toujours du côté du vent l'ouverture du tuyau venant du plancher, tandis

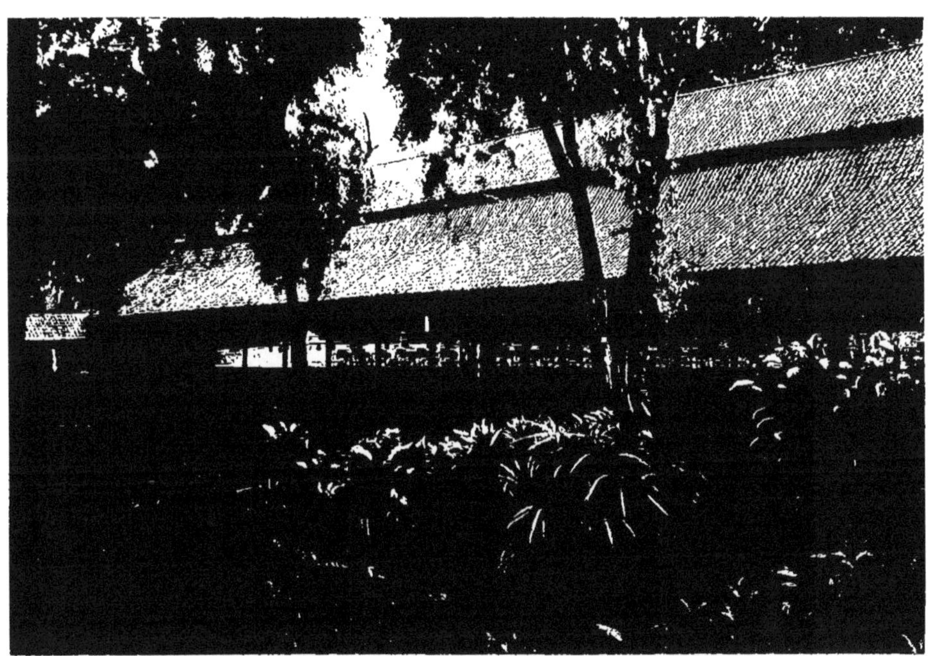

Fig. 24. — Toiture inclinée en tuiles à lanterneau. Hôpital indigène de Batavia.

que l'orifice du tuyau venant du plafond est orienté en sens inverse. L'air pur pénètre ainsi jusqu'au plancher, et l'air vicié sort par l'ouverture supérieure (1).

C'est là, incontestablement, un excellent mode de ventilation ; on ne saurait trop le recommander. Il va sans dire qu'il est toujours facile de dissimuler dans l'épaisseur des murs les tuyaux d'appel et d'expulsion de l'air.

Je ne vous parlerai que pour mémoire des impostes, lanterneaux, etc., qui existent dans la plupart des habitations coloniales ; mais il n'est pas indifférent peut-être de citer en passant les carreaux de vitre perforés du système Geneste-Herscher, Appert, etc., ou mieux encore les carreaux contrariés de ventilation Castaing et Dardignac. Citons encore le persiennage en verre dépoli complétant jusqu'au plafond le cloisonnement de l'appartement interrompu à 60 centimètres, par exemple, de ce plafond.

Enfin, vous savez que, depuis quelques années, la ventilation artificielle s'est répandue et vulgarisée un peu partout sous les tropiques sous forme de ventilation électrique, et qu'à l'heure actuelle les applications pratiques de ce système de ventilation sont innombrables. C'est ainsi que la plupart des grands hôpitaux, l'hôpital d'Hanoï par exemple, l'hôpital de Galle-Face à Colombo, sont munis de ventilateurs électriques. J'aurais été incomplet si j'avais passé sous silence ce merveilleux agent d'aération par propulsion, frère du panka dont il dérive, et qu'il a remplacé dans la plupart des colonies.

De tout ce qui précède il ne ressort peut-être pas suf-

---

(1) Reynaud, *loc. cit.*, d'après Morache, p. 235.

fisamment de quel modèle sera l'habitation coloniale
type que j'ai tenté de vous décrire.

Eh bien ! résumons, si vous le voulez ; cela me permettra d'achever sa description et de vous la présenter dans l'ensemble.

D'architecture aussi simple que possible, un peu mas-
sive à cause de sa forme cubique, elle manque d'élé-
gance. Un persiennage gris-clair, quelques travées de
maçonnerie soigneusement badigeonnées à la chaux
dans une teinte claire et neutre : c'est tout ce qu'on en
voit de l'extérieur. Le toit en tuiles à pente très douce
est couronné de larges chéneaux, d'où l'eau des pluies
se rend à des conduites perdues dans la maçonnerie.
Elle est en briques et fer, montée sur caves à demi
enterrées, sur voûtes ou sur piliers. Quelques marches
conduisent sous de larges vérandas bien aérées dont
le sol carrelé de céramique est d'une fraîcheur et d'une
propreté parfaites. Les parquets, murs et plafonds lisses et luisants sont de même. Un air frais accru ou modéré à loisir à l'aide du persiennage mobile circule
dans l'appartement sans occasionner de violents courants d'air. A défaut de brise, un ventilateur électrique vient y suppléer.

Les portes sont doubles, à fermeture automatique et
soigneusement grillagées d'un fin treillis métallique.
Il en est de même de toutes les ouvertures.

Je suis amené maintenant à vous dire quelques mots
de l'ameublement, et plus particulièrement des meubles
de la chambre à coucher. Je serai bref.

Les tentures, rideaux, et tapis ou tapisseries, refuge
ordinaire des microbes, moustiques, etc., devront être
sévèrement proscrits. Tout au plus pourra-t-on utiliser
les nattes de jonc, et encore le linoléum leur sera-t-il

cent fois préférable. On adoptera sans peine les vastes lits de cuivre à sommier métallique.

Ces lits sont très larges, très bien aérés. Les sommiers seront plutôt un peu durs, les matelas tout en crin seront du modèle dit cambodgien et recouverts d'un tissu frais, tel que la toile de raphia ou rabanne de Madagascar. Pas de paillasse, pas de plume, partant pas d'oreillers, qui congestionnent le bulbe et sont une source de chaleur au moins inutile ; un simple traversin de crin, comme tout le reste, bien cylindrique et bien ferme, ou bien encore un coussin à air.

Les chaises, berceuses, fauteuils, etc., seront du système viennois en bois courbé et rotin.

Enfin, pour terminer, il faut que je vous entretienne des annexes et dépendances de l'habitation, qui fort heureusement jusqu'ici dans les pays chauds où la place n'est pas limitée ont été tenues éloignées de façon constante des logements proprement dits, dont elles sont séparées par les cours et jardins.

Vous n'avez pas oublié certainement ce que je vous ai déjà dit sur l'importance de l'imperméabilité du sol au voisinage de l'habitation. Je voudrais cependant vous rappeler maintenant que les caniveaux et ruisseaux des cours devront toujours avoir été exécutés avec le plus grand soin soit en pierre, soit en briques, soit en fonte, et que les joints en devront être parfaits, et les pentes bien régulières. Cette précaution sera surtout nécessaire aux alentours des écuries, des étables, des fosses à purin, des dépôts de fumier, etc.

Quant aux dépendances, on les aura placées au vent de l'habitation, et à une certaine distance dans cet ordre : cuisine, logement des domestiques, écuries et enfin water-closet. Ces derniers seront aussi éloignés que possible de l'habitation, car ils constituent la prin-

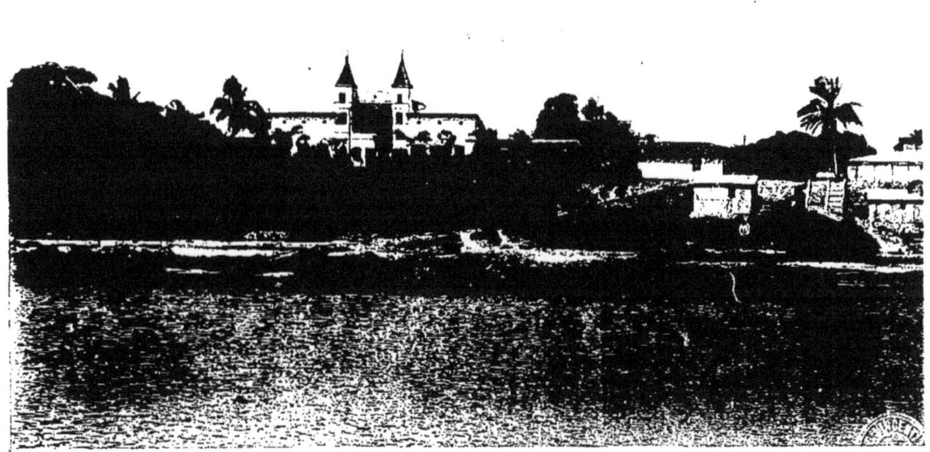

Fig. 25. — Type mixte d'habitation coloniale. Hôpital indigène Dar-es-Salam.

cipale cause de la viciation de l'air dans les appartements. A tout prix on évitera le système des fosses fixes.
« Ce sont de redoutables foyers d'infection. Par leurs
émanations dans l'atmosphère, par leurs infiltrations
dans le sol, et de là dans les puits et citernes, elles
empoisonnent une habitation ou une caserne. Il faut
les proscrire absolument (1). »

Dans tous les cas, les cabinets dallés, vernis, d'une
propreté parfaite, comporteront toujours un siège avec
cuvette à obturateur automatique, et un réservoir de
chasse en grès vernissé. Ils seront bien aérés et surtout bien ventilés.

S'il n'existe pas de « tout à l'égout », des tinettes
mobiles avec couvercle seront suffisantes à condition que
le service des vidanges soit bien assuré. Les tinettes
reposeront sur un sol étanche maçonné et cimenté avec
pente sur un caniveau.

Au lieu de chasse d'eau on pourrait utiliser le *dry
earth system* des Anglais. D'après des renseignements
qu'a bien voulu me transmettre gracieusement M. le
lieutenant-colonel Anderson, médecin-chef de l'hôpital
militaire de Galle-Face à Colombo, ce système est en
vigueur dans cette formation sanitaire.

Il consiste à projeter dans la tinette de la terre sèche
mélangée de tan, qui recouvre les déjections.

Les Anglais d'ailleurs, toujours soigneux de cette
partie de l'hygiène, ont installé dans certaines casernes de l'Inde un système perfectionné de vidanges par
tinettes mobiles. Dans un couloir pratiqué derrière les
cabinets se tient en permanence le vidangeur qui a la
charge d'enlever après chaque visite le vase de terre à
anses qui constitue la tinette et qui est placé sous le

---

(1) Reynaud, *loc. cit.*, p. 238.

siège de bois. Celle-ci est vidée dans un récipient à couvercle monté sur roues, puis nettoyée et remise en place. Le soir le vidangeur attelle son chariot pour aller le déverser dans un dépotoir public.

VIII

LA CASERNE

Comme bien vous pensez, toutes les notions précédentes sur l'hygiène de l'habitation en général me dispenseront d'entrer maintenant dans de nouveaux détails au sujet des habitations dans les postes militaires, des casernes et des hôpitaux. Je n'aurai donc à m'occuper, pour cette catégorie de constructions, que de l'hygiène spéciale propre à chacun de ces établissements.

Vous parlerai-je des camps permanents ? Oui, car ce sera l'unique occasion que j'aurai de vous entretenir des paillotes, genre d'habitation qu'il ne faudra construire que lorsqu'il sera tout à fait impossible de faire autrement, et dont l'existence n'aura d'autre excuse qu'une prochaine disparition. La paillote est et ne sera jamais qu'un dangereux pis-aller ; je ne saurais trop le répéter. Toutefois, comme il peut arriver que les tentes, tentes Tollet, baraques, pavillons démontables, qui doivent constituer tout camp permanent vraiment digne de ce nom, se fassent attendre, on pourra construire des paillotes.

Je ne vous ferai qu'une seule recommandation : celle d'isoler soigneusement du sol le plancher de cette masure, et je ne suivrai pas l'exemple des auteurs qui donnent des règles d'hygiène à l'usage des militaires chargés de l'installation provisoire des cases, car de pareilles constructions n'ont rien à voir avec l'hygiène. Que vous utilisiez à leur édification le torchis, le pisé, les feuilles

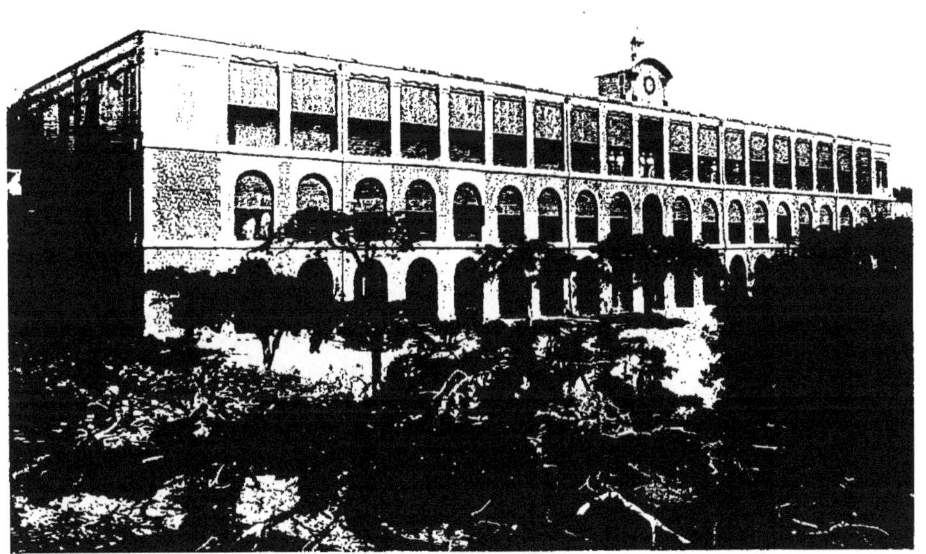

FIG. 26. — Caserne de Nouméa.

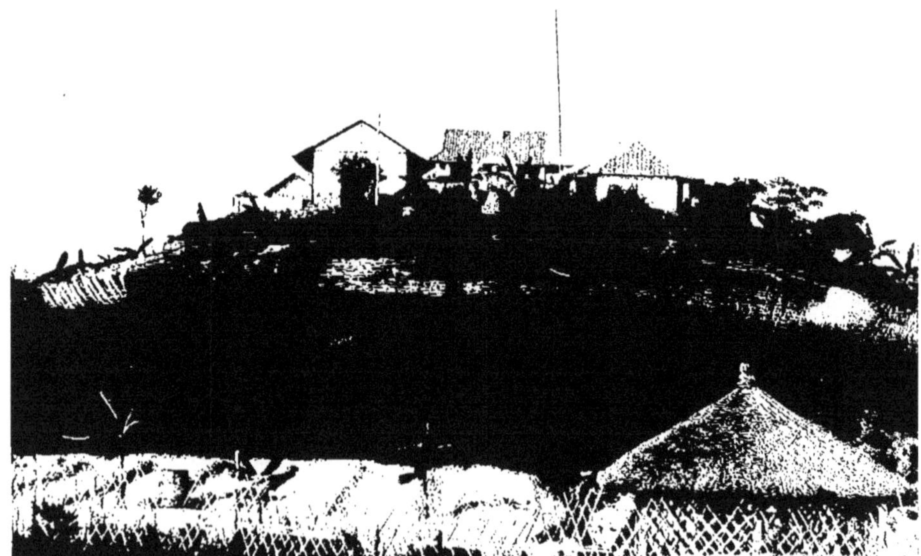

Fig. 27. — Poste militaire au Tonkin.

de raphia, de latanier, le bambou et la paille de riz, et quel que soit le soin que vous aurez apporté à sa confection, le résultat sera le même. Vous aurez construit une habitation antihygiénique, bonne tout au plus à servir six mois en attendant mieux.

Six mois, ai-je dit ? Oui, et je le répète, six mois ; c'est là le maximum de durée qui devrait être fixé d'office à ces informes baraques qui prêtent durant des années leur dangereux abri à nos soldats et à nos officiers coloniaux. Au delà de ces limites, seuls des pavillons démontables, tels que ceux des systèmes Moysant, Tollet, Espitallier, ou plus perfectionnés encore, devraient être utilisés pour faire place ensuite, si cela devient nécessaire, aux habitations de maçonnerie, les seules qui puissent offrir des garanties suffisantes de salubrité.

Ah ! je le connais assez, l'aspect de nos petits postes coloniaux dans la brousse ; et j'ai éprouvé comme bien d'autres, après des journées d'isolement et de marches pénibles, la joie de découvrir tout à coup à un détour du sentier le *poste militaire*, joli groupe de cases coiffées de paille, flanqué de palanques sur un mamelon, avec, tout en haut d'un immense bambou, la note fière et gaie de son pavillon ; mais quel affreux serrement de cœur, un peu plus tard ! Le sol en terre battue, les chaumes mangés de vermine ; la réception des camarades dans la *popote* étroite, humide, obscure ; les teints de cire ; les regards qui brillent d'énergie, mais aussi de fièvre ; et, la gaieté ne perdant jamais ses droits, les plaisanteries sans fin sur l'affreux dénûment de tout.

C'est là, n'est-ce pas, un tableau qui est familier à beaucoup d'entre vous ? En voici un autre :

L'arrivée en pirogue, à la fin du jour, dans un poste en pleine forêt ; un tout petit poste fait de misérables huttes serrées les unes contre les autres au bord du fleuve ; et, tout autour, l'énorme muraille de la forêt tropicale. Un sergent sénégalais vient me recevoir. Sur les six Européens du poste cinq sont alités ; le sixième se traîne péniblement.

Le soir, pendant que je dîne seul près de son lit, l'officier, un jeune sous-lieutenant miné par la fièvre depuis déjà longtemps et qui devait mourir quelques mois plus tard, me montre ses plans, ses levés topographiques, et me fait part de ses projets et de ses espérances !

C'est à juste titre, n'est-il pas vrai, qu'une nation peut être fière des officiers qui se sacrifient ainsi pour elle avec tant de simplicité?

Mais les dévouements ne se comptent plus dans cette arme admirable qu'est l'armée coloniale ; aussi n'est-ce pas trop demander pour elle qu'un peu de bien-être chaque fois que cela peut se faire, et remarquez que cela est toujours possible puisque ce n'est qu'une question d'argent.

Or, *toute dépense faite au nom de l'hygiène est une économie*, a dit J. Rochard.

« Dépenser tout de suite en hygiène publique suivant un plan méthodiquement ordonné, c'est économiser doublement en vies humaines et en argent », dit encore le docteur Treille, et j'ajouterai avec Viry :

« Placer l'homme dans des conditions telles que sa mortalité augmente alors qu'il est possible de faire autrement, c'est une œuvre mauvaise. Ne pas songer que l'homme est un capital qui doit produire un revenu déterminé ; empêcher la production en exposant le capital à des stagnations fréquentes, qui deviennent des sources de dépenses inutiles comme la maladie, ou à la perte complète qu'amène la mort, c'est une faute économique (1). »

Fort heureusement, nous n'en sommes plus aux graves erreurs du début de la colonisation française, et l'on peut voir actuellement des constructions coloniales, casernements, pavillons d'ambulance ou d'hôpitaux, logements d'officiers ou de fonctionnaires, construits avec un réel souci d'une hygiène bien entendue.

L'hôpital et les casernes de Saïgon sont des modèles, et l'on ne peut que regretter que ce type n'ait pas été adopté d'une façon définitive pour toutes les construction ultérieures.

Malgré tout, des lacunes persistent, et je vais essayer de donner ici quelques règles bonnes à suivre pour l'aménagement et la distribution intérieure des locaux des casernements, et des formations sanitaires.

En principe et dès maintenant, le système des grandes casernes monumentales pouvant donner abri à tout un régiment est rejeté presque partout, même en Europe.

A plus forte raison devra-t-on éviter une telle combinaison dans les tropiques où les agglomérations, plus que partout ailleurs, présentent un réel danger, surtout en temps d'épidémie.

Donc plus de vastes bâtiments, mais des pavillons séparés, pouvant contenir 50 hommes au plus, disposés en échelons sur les hauteurs et dont chacun constituera un type toujours le même qui pourra servir pris isolément au logement de l'effectif d'un poste colonial.

Au contraire, leur groupement en plus ou moins

---

(1) Viry, *Encyclopédie d'hygiène* ; *Hygiène militaire*.

grand nombre servira de casernement à un, deux bataillons ou, le cas échéant, à un régiment : c'est le *block-system* des Anglais.

Les chambres ne contiendront pas plus de dix lits, et ces derniers seront toujours séparés les uns des autres par un intervalle d'au moins un mètre. Autant que possible les chambres seront toutes au premier étage, le rez-de-chaussée ayant été réservé aux bureaux, chambres de jour, réfectoires, etc. Enfin leurs dimensions seront telles que l'espace alloué à chaque homme sera d'au moins 60 mètres cubes. En France, depuis 1899, le nombre de mètres cubes attribué à chaque homme est de 17. Ce chiffre même en Europe est notoirement trop réduit, et l'on comprendra sans peine que dans les pays chauds, où l'oxygène de l'air est raréfié et où la lutte contre la chaleur est de tous les instants, il paraisse encore plus insuffisant.

Le chiffre de 50 mètres cubes me paraît devoir être considéré comme un minimum, et encore abstraction faite du cube d'encombrement occupé par les lits et les effets, les soldats eux-mêmes, etc.

D'après ces données, la chambre vide, construite pour 10 hommes, devra mesurer 600 mètres cubes et avoir, par conséquent, les dimensions suivantes qui semblent les plus avantageuses pour la disposition des locaux :

Longueur, 15 mètres ;

Largeur, 8 mètres ;

Hauteur, 5 mètres.

Il faut à tout prix éviter de faire séjourner les hommes dans l'air confiné, qui a le triste privilège de jouir de propriétés toxiques, non seulement par l'acide carbonique en excès qu'il renferme, mais encore par d'autres produits de la respiration, tels que les urates d'ammoniaque et de soude, les sulfates d'ammoniaque et chlorures de sodium.

A proximité des chambres, deux chambres de sous-officiers compléteront l'étage.

L'installation de lavabos dans les casernes a été prescrite à différentes reprises, entre autres par les circulaires ministérielles du 22 janvier 1874, du 30 août 1875 et du 9 novembre 1876 ; malgré tout, leur installation est ordinairement défectueuse.

Souvent, en effet, les lavabos sont placés dans les cours, et l'on comprendra qu'aux colonies cette disposition serait très mauvaise. Je proposerais de placer les lavabos et urinoirs dans une annexe attenant au principal corps de bâtiment, auquel elle serait reliée par une passerelle couverte.

Ai-je besoin de vous dire qu'il ne s'agira nullement en l'espèce d'installation de fortune, et que, grâce à un écoulement parfait et à une bonne circulation de l'eau, ni urinoirs ni lavabos ne pourront devenir une cause d'humidité ou de mauvaise odeur?

« Quant à la réunion sous un même pavillon des latrines adossées aux cuisines, il faut avouer que c'est là un étrange rapprochement et personne ne se plaindra de le voir cesser. » (Lacassagne.)

J'aime à croire que dans les bâtiments récemment construits on a prévu la séparation des latrines et cuisines ; c'est ce que, d'ailleurs, a ordonné une décision ministérielle de décembre 1889. Mais je sais certaines casernes coloniales et européennes où l'association persiste au grand préjudice de l'état sanitaire des troupes qui les occupent. Or, laisser durer un tel état de choses n'est plus possible à l'heure actuelle ; le signaler, c'est le faire disparaître à bref délai.

Quel mode de couchage le soldat trouvera-t-il dans

sa caserne coloniale ? On ne peut évidemment songer à lui donner le vaste lit que je vous ai décrit tout à l'heure ; mais il me semble cependant qu'on pourrait sans grands frais améliorer sensiblement le mode de couchage actuel qui, vraiment, ne répond pas suffisamment aux exigences du climat.

Le lit en fer démontable à peu près semblable au lit utilisé dans les hôpitaux, et que j'ai déjà pu voir dans quelques casernes, est très bon ; il faudrait en généraliser l'emploi à l'exclusion de tout autre système ; je dois dire cependant qu'il est encore trop petit, et je voudrais que, sans le rendre aussi encombrant que le lit d'hôpital, on puisse lui attribuer une largeur d'au moins 80 centimètres. Le sommier à lames employé est d'un très bon modèle ; mais il est trop souple, il faudrait lui donner plus de résistance ; enfin l'armature de la moustiquaire manque de solidité.

Quant à la literie, on devrait en proscrire rigoureusement la paille et la laine. Deux matelas tout en crin animal ou même en crin végétal du système cambodgien, aux nombreuses piqûres parallèles et pouvant se ployer en trois ; un petit traversin en crin, les draps, la moustiquaire, enfin des couvertures suivant les circonstances, constitueront une literie parfaite.

Toutes les parties du mobilier de la chambre qui seraient en bois, telles que les tables, armoires, râteliers d'armes, auront été imperméabilisées à la paraffine, sans oublier les escabeaux qui devraient, à mon sens, remplacer définitivement les bancs de bois encore en usage, et qui sont incommodes et encombrants.

Au rez-de-chaussée, nous l'avons vu, on a ménagé le réfectoire, les chambres de jour ou de réunion, les bureaux, la bibliothèque. Je n'ai pas besoin d'insister, n'est-ce pas, sur l'utilité de ces chambres où les soldats

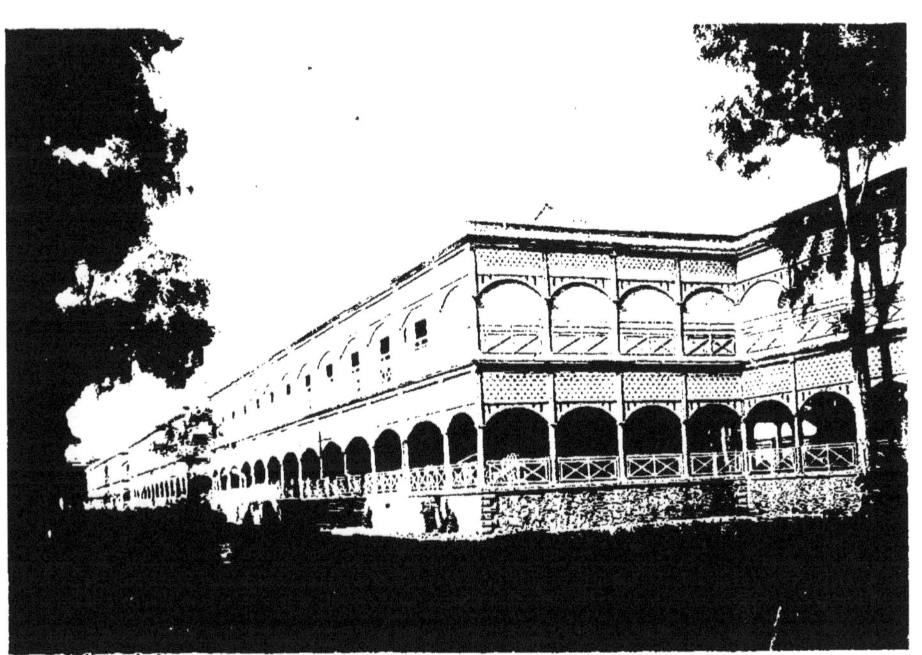

Fig. 28 — Vue d'ensemble de l'hôpital de Saigon. Vue antérieure.

peuvent se réunir dans la journée de façon à laisser vide pendant la plus grande partie du jour la chambrée, cette antique chambrée insalubre où se passait presque toute la vie du soldat, et qui tend maintenant à devenir exclusivement le dortoir. Dans le réfectoire des armoires scellées aux murs pourront recevoir les ustensiles de la gamelle, le pain, etc. De même au dortoir chaque soldat aura son armoire destinée à renfermer ses effets et ses objets personnels.

On évitera avec soin que l'infirmerie soit attenante au principal pavillon. Elle devra au contraire être établie un peu à l'écart et comprendra comme annexes la salle d'hydrothérapie et la piscine. Pour ma part j'estime que ce dernier système de balnéation doit être rendu obligatoire dans toute caserne d'une certaine importance, mais sous la réserve essentielle que la masse totale de l'eau puisse être renouvelée entièrement dans les vingt-quatre heures, et que la piscine soit suffisamment grande pour contenir à la fois une dizaine de baigneurs.

Le sol et les parois des salles d'hydrothérapie seront d'une imperméabilité parfaite et pourront être essuyés facilement et rapidement séchés. A l'infirmerie seront encore annexées une cuisine à part, une tisanerie et des latrines indépendantes de celles du casernement. Le poste de police et les locaux disciplinaires devront, eux aussi, être défendus contre la chaleur par une véranda et une bonne ventilation. Je ne crois pas avoir besoin de recommander la disparition rapide du baquet à ordures séjournant jour et nuit dans la prison : il est temps d'en finir avec cette barbare coutume, en ménageant dans chacune des cellules un cabinet.

Enfin, pour terminer, on aura prévu, dans les alentours d'une caserne coloniale, des plantations suffisamment éloignées des bâtiments pour n'y donner ni obscurité ni humidité ; de larges allées d'arbres à feuilles persistantes, de vastes pelouses où les soldats pourront se livrer aux jeux en plein air : football, lawn-tennis, etc., exercices salutaires dont la pratique encouragée par les chefs améliorerait sensiblement la situation sanitaire de nos troupes coloniales ; *ça vaut toujours mieux que d'aller au café,* si vous voulez bien me permettre cette locution d'un de nos humoristes bien connu, et qui, en somme, ne saurait trouver de meilleure application.

Oui, c'est là le malheur. Notre soldat colonial est plein de dévouement, de courage, d'héroïsme même et d'étonnante résistance ; mais il va trop au café. Et quels cafés, je vous le demande ? Vous les connaissez, ces bouges où l'arak, le choum-choum, l'absinthe frelatée, l'opium — que sais-je ? — toutes les voluptés lui sont largement dispensées pour quelque monnaie.

Eh bien ! je crois que c'est pour nous un impérieux devoir vis-à-vis de nos hommes que de les défendre en dépit d'eux-mêmes contre ces dangereuses tentations, et que tout doit être mis en œuvre pour tâcher de leur faire acquérir ce goût du football et du tennis, qui caractérise si bien le soldat anglais, mais qui ne semble pas près de s'acclimater chez nos soldats coloniaux.

A proximité du casernement, et si cela est possible, on aura ménagé un jardin potager ; cela aura un double avantage. En premier lieu, celui d'occuper un certain nombre d'hommes ; puis de fournir à l'ordinaire de précieuses ressources. On fera bien de s'en tenir exclusivement aux légumes des jardins des postes ou des casernes.

On sait, en effet, que les indigènes, non contents de

fumer leurs jardins de culture maraîchère d'engrais humain, ne craignent pas d'arroser leurs légumes de véritables solutions des résidus de vidanges. Ils le font sans doute par ignorance ; mais ils ne sauraient faire mieux s'ils agissaient en toute connaissance de cause pour procurer aux Européens, qu'ils détestent en général, la fièvre typhoïde, la dysenterie, le ténia.

On choisira de préférence pour y faire le potager un terrain un peu incliné à proximité des eaux d'arrosage et d'où l'écoulement des eaux de pluie sera facilement assuré.

IX

L'HOPITAL

J'arrive enfin à la formation sanitaire. Ici, plus que jamais il y aura lieu d'observer avec la plus grande rigueur les prescriptions générales d'hygiène dont je vous ai entretenus précédemment à propos de l'habitation en général et sans lesquelles il n'est pas de maison coloniale vraiment salubre.

Nous n'avons maintenant à nous occuper que des dispositions spéciales qu'il convient d'adopter pour faire face aux exigences propres des pavillons hospitaliers.

L'hôpital doit être tout d'abord un modèle d'habitation hygiénique ; mais ce n'est pas encore assez, il faut qu'il soit aussi une véritable machine à soigner des malades.

La plus grande simplicité d'architecture devra en être le caractère essentiel, et cela pour deux raisons : la première, c'est que les détails d'ornementation faisant saillie dans les salles ou même sur les facades, tels que corniches, chapiteaux, etc., sont au moins inutiles, sinon nuisibles ; la seconde, de beaucoup la plus importante, c'est qu'il n'est pas admissible que si on ne dispose — ce qui est presque toujours le cas — que d'une somme limitée pour construire un hôpital, on en puisse utiliser la moindre parcelle à la décoration ou à toute autre chose qu'à l'hygiène future de l'établissement.

Certains hygiénistes ont même proposé l'installation d hôpitaux baraques dans lesquels rien n'est sacrifié à

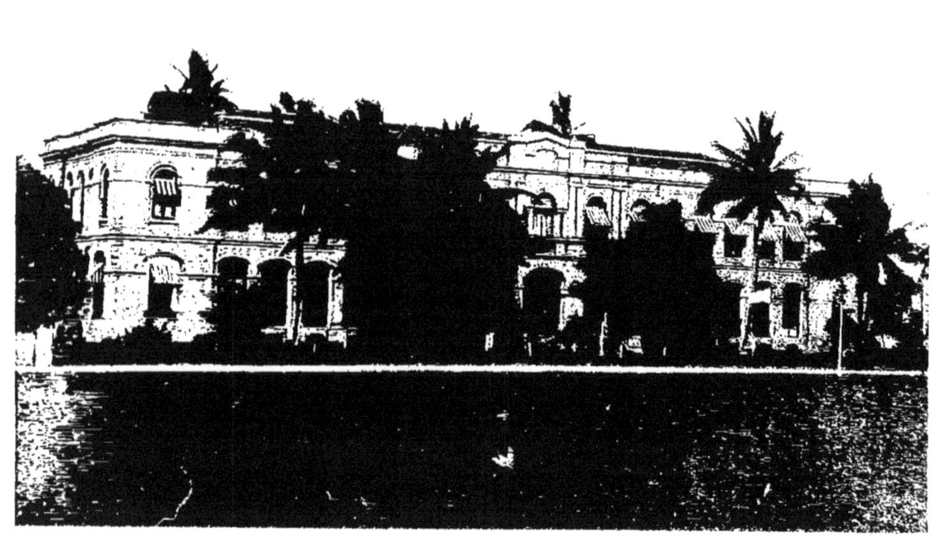

Fig. 29. — Hôpital militaire de Galle-Face à Colombo (Ceylan).

l'esthétique de tout ce qui peut concourir au but poursuivi.

« Je voudrais, dit Michel Lévy, en finir avec le méphitisme séculaire des hôpitaux monuments ; je voudrais que nos baraques pussent devenir les hôpitaux
de l'avenir avec une durée de dix ans, et au terme de
cette période fussent détruits et remplacés sur d'autres
terrains par des constructions nouvelles avec les corrections que l'expérience aura suggérées. »

Si de telles baraques pouvaient offrir une protection
suffisante contre la chaleur, ce serait là l'idéal de l'hôpital colonial. Malheureusement il n'en est rien et force
nous est d'édifier des constructions plus durables.

Un hôpital doit comprendre d'abord les pavillons de
malades, les pavillons de l'administration, enfin les
annexes.

Ainsi que les casernements, l'hôpital, formé de pavillons isolés, sera disposé sur les hauteurs loin des agglomérations. Si on adopte le parallélisme des pavillons
on les disposera en échelons, et on les séparera par un
espace d'au moins 50 mètres.

L'hôpital pourra recevoir 500 malades au maximum.
Chacun des pavillons de malades sera de 50 lits, jamais
davantage. Ils seront divisés en quatre salles de 10 malades chacune, dont deux salles à l'étage, et deux au rez-
de-chaussée ; quatre cabinets à 2 lits ; deux cabinets à
1 lit.

Déduction faite du cube d'encombrement, un minimum de 60 mètres cubes par malade aura été prévu.
Les deux rangées de lits seront séparées l'une de l'autre
par un intervalle d'au moins 3 mètres, et il y aura $1^m,50$
d'écart entre chaque lit. Dans aucun cas les lits ne seront en contact avec les murs. On pourrait aussi adop-

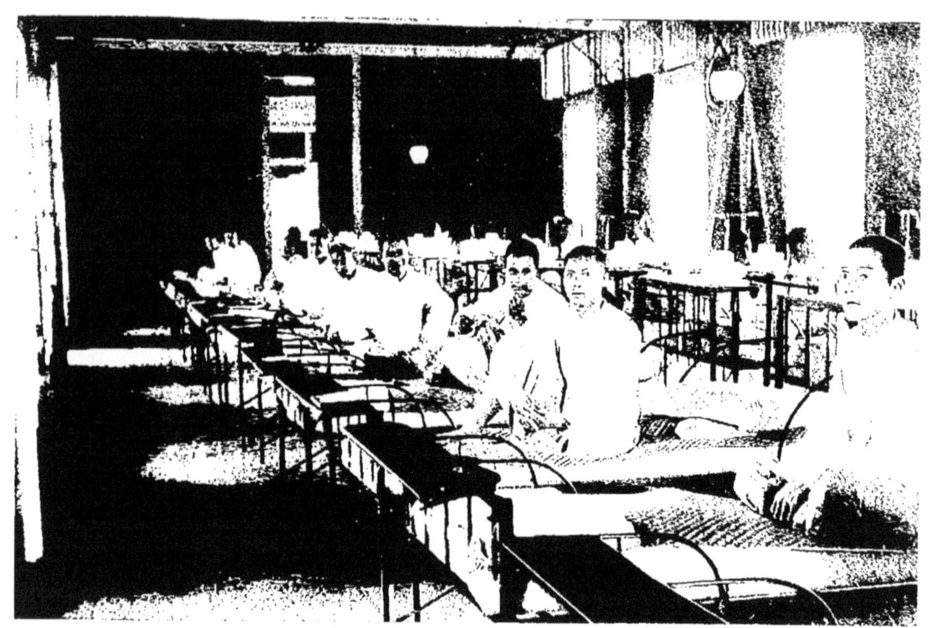

Fig. 30. — Hôpital indigène de Batavia. Intérieur de salle.

ter le mode de placement des lits opposés par la tête, tel que vous pouvez le voir dans cette photographie de salle de l'hôpital indigène javanais due à l'obligeance de M. le docteur van der Harst, directeur du service de santé de Batavia.

Ceci posé, si vous voulez bien vous reporter au type d'habitation coloniale que je vous décrivais tout à l'heure, vous aurez une idée très exacte d'une salle hygiénique où l'on ne verra ni angles, ni poutres, ni saillies, ni rideaux, ni tapis, ni nattes, ni descentes de lit, ni meubles de bois : un simple chemin de linoleum sur le carrelage uni. Les lits seront du modèle que vous connaissez tous ; mais on aura modifié l'armature de la moustiquaire qui manque de solidité. Les tables de nuit en bois, dernier vestige des erreurs passées, auront disparu ainsi que leur contenu ; elles seront remplacées par des meubles légers en métal nickelé portant deux tablettes d'émailline dont l'inférieure supportera un urinoir en verre pour tenir lieu de l'antique vase de nuit.

Le balayage à sec sera sévèrement proscrit ; on procédera pour le nettoyage des parquets comme je l'ai dit tout à l'heure à l'aide d'éponges ou de linges mouillés imprégnés de solutions antiseptiques. L'éclairage et la ventilation seront assurés par l'électricité.

C'est maintenant le moment de combattre un préjugé, qui tend d'ailleurs à disparaître, et de vous expliquer l'apparente contradiction qui semble ressortir de ce qu'alors qu'il était question des casernes je recommandais d'occuper seulement l'étage ; tandis qu'à propos des formations sanitaires, il me semble indifférent que les malades soient placés au rez-de-chaussée ou à l'étage.

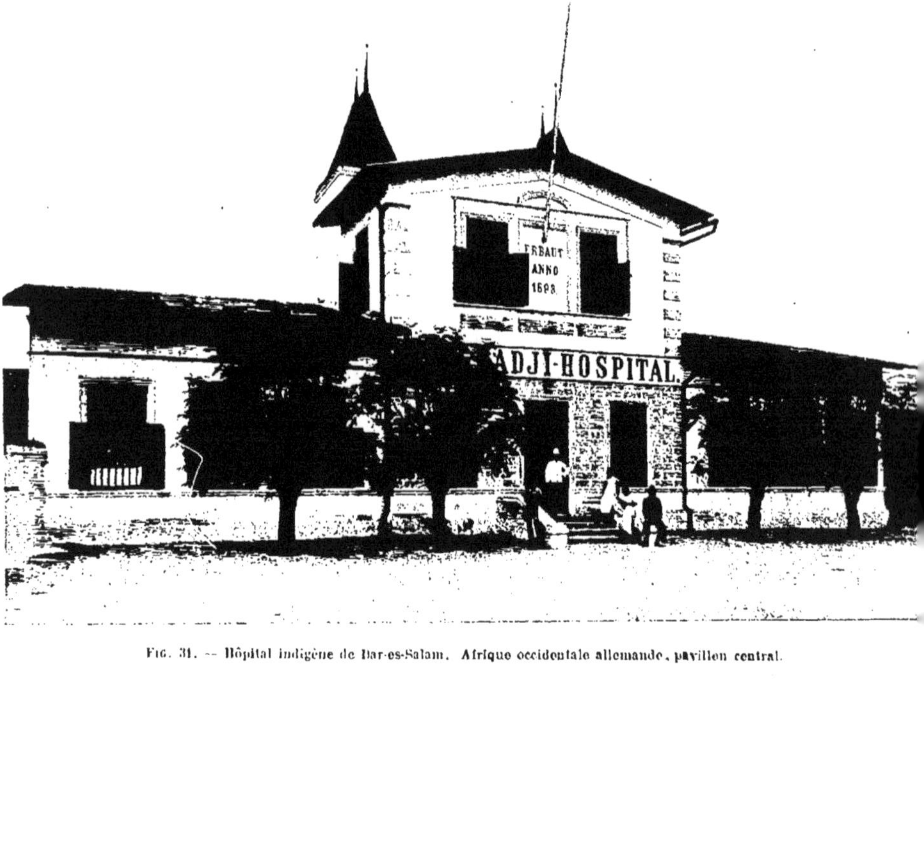

FIG. 31. — Hôpital indigène de Dar-es-Salam. Afrique occidentale allemande, pavillon central.

Ainsi que je viens de vous le dire, la contradiction n'est qu'apparente.

Il n'y a aucun doute que les étages étant mieux ventilés seront dans tous les cas préférés au rez-de-chaussée. Mais leur supériorité ne réside, en effet, que dans une meilleure ventilation ; et l'on conçoit très bien que, dans un casernement où la moitié des locaux devront être réservés aux services on puisse consacrer exclusivement le premier étage au logement des hommes.

Dans le pavillon d'hôpital, il n'en est pas de même, car toute la place est prise pour le logement des malades, certaines portions de vérandas étant même aménagées spécialement pour servir de salle à manger.

Eh bien ! pensez-vous qu'avec le mode de construction que nous avons décrit, le rez-de-chaussée étant parfaitement isolé du sol, et surélevé de près de 2 mètres, il y ait un inconvénient quelconque à y placer des malades ? Pour ma part, je l'avoue, je n'en crois rien ; et je dirai, sans crainte de trop m'aventurer, que l'insalubrité attribuée par les premiers hygiénistes coloniaux aux rez-de-chaussée ne provenait en grande partie que de ce que les moustiques y étaient plus nombreux.

Il est aisé de comprendre que, dans ces conditions, on y contractait plus facilement la fièvre et, la cause étant inconnue, on l'attribuait aux émanations telluriques qui ont servi à expliquer tant de choses pendant si longtemps.

Mais, désormais, l'accès des moustiques étant interdit, tant dans les salles du bas que dans celles du premier étage, l'insalubrité des rez-de-chaussée vis-à-vis de la malaria n'a même plus la valeur d'une hypothèse. Ce n'est plus qu'un préjugé qui, comme tant d'autres avec

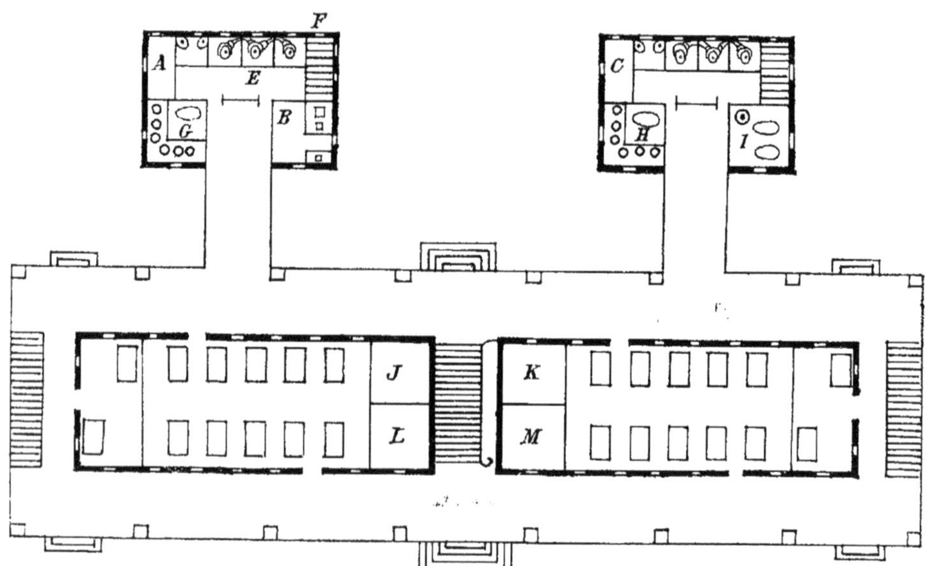

FIG. 32. — Plan d'un pavillon d'hôpital.

A C Linge sale; B Tisanerie; D Urinoir; E Water-closet; F Escalier de service; G H Lavabos; I Bains-douches; J K Cabinet de l'infirmier; L Cabinet du médecin; M Bibliothèque.

les progrès de l'hygiène, a perdu droit de cité parmi nous.

Revenons maintenant à la description de nos pavillons d'hôpital, dont vous pouvez voir ici un croquis.

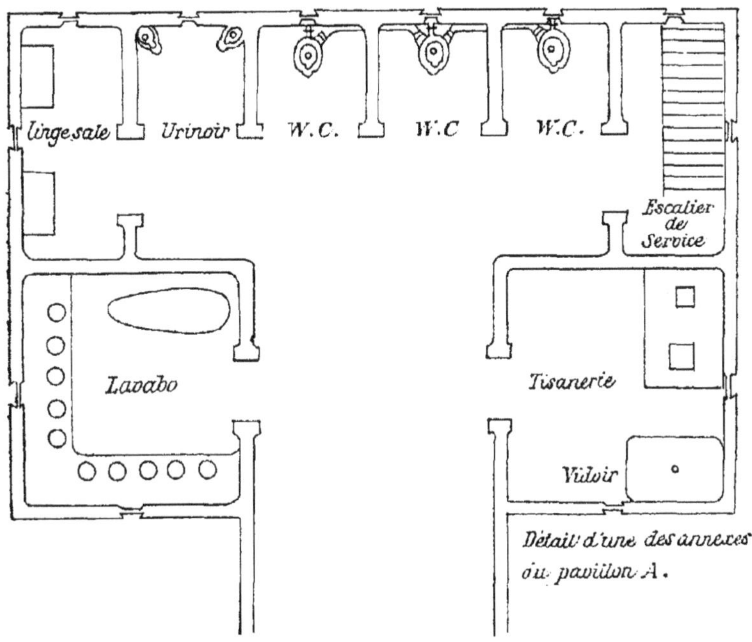

Fig. 33. — Détail d'une des annexes du pavillon A.

A chacun de ces pavillons, et faisant corps avec lui, sont adjointes des annexes où sont disposés d'abord :

Des cabinets perfectionnés à obturateur automatique de la cuvette et du tuyau de chute ;

Des urinoirs à auge ou à bassin avec chasse d'eau ;

Des lavabos, une tisanerie, des décharges, etc.

Enfin des annexes séparées des pavillons de malades,

telles que cuisine, dépense, lingerie, buanderie, pharmacie, pavillon des bains et de l'hydrothérapie, vestiaire, bureaux, etc., seront distribuées pour le mieux, mais à distance respectable des pavillons réservés aux malades.

Encore plus loin on placera les salles d'isolement, la maternité, la salle de désinfection (1).

Mais gardez-vous bien de croire qu'une fois l'hôpital construit tout sera fini ; je considère, bien au contraire, qu'il est une obligation absolue : c'est celle de prévoir les frais d'aménagement du sol, tels que tracé des jardins, des pelouses, des routes, des plantations, etc.; car enfin si on peut admettre assez facilement que les bâtiments eux-mêmes n'aient rien d'artistique, du moins doit-on souhaiter que l'ensemble soit plaisant. Et puis, en somme, l'aménagement des alentours est, comme nous l'avons déjà vu, une des impérieuses nécessités de l'hygiène.

Je ne saurais trop revenir sur ce détail en apparence oiseux, mais qui ne l'est pas, croyez-le bien ; j'ai eu plusieurs fois l'occasion de le constater. J'ai vu, en effet, presque partout, la dernière tuile à peine posée, nos constructeurs coloniaux se retirer laissant autour du bâtiment qu'ils viennent d'édifier le terrain tel qu'ils l'ont trouvé. J'en ai de nombreux exemples présents à la mémoire, dont celui de l'hôpital de Quang-Yen est un des plus récents et des plus vivaces, ayant dû moi-même, bien souvent, suppléer avec une main-d'œuvre et des ressources très insuffisantes à cette imprévoyance.

____

(1) La salle d'opérations devra, elle aussi, être isolée des autres bâtiments.

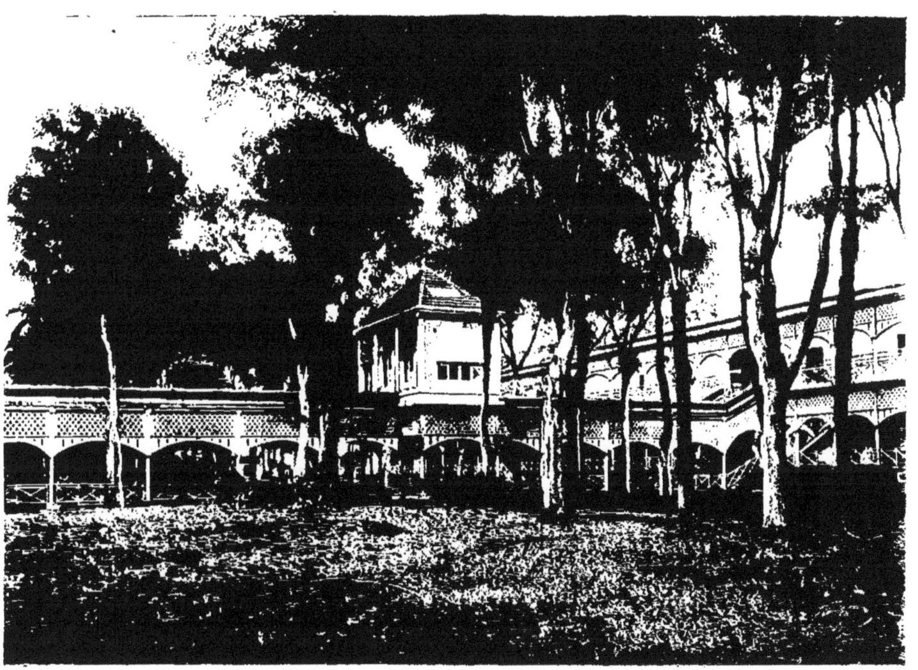

FIG. 34. — Vue postérieure des pavillons de malades (avec la salle d'opérations). Saïgou.

Aussi l'unification du sol, le déblaiement, l'empierrement des routes, le tracé des caniveaux ont-ils dû m'occuper trop souvent. Est-ce là, je vous le demande, le rôle du médecin ?

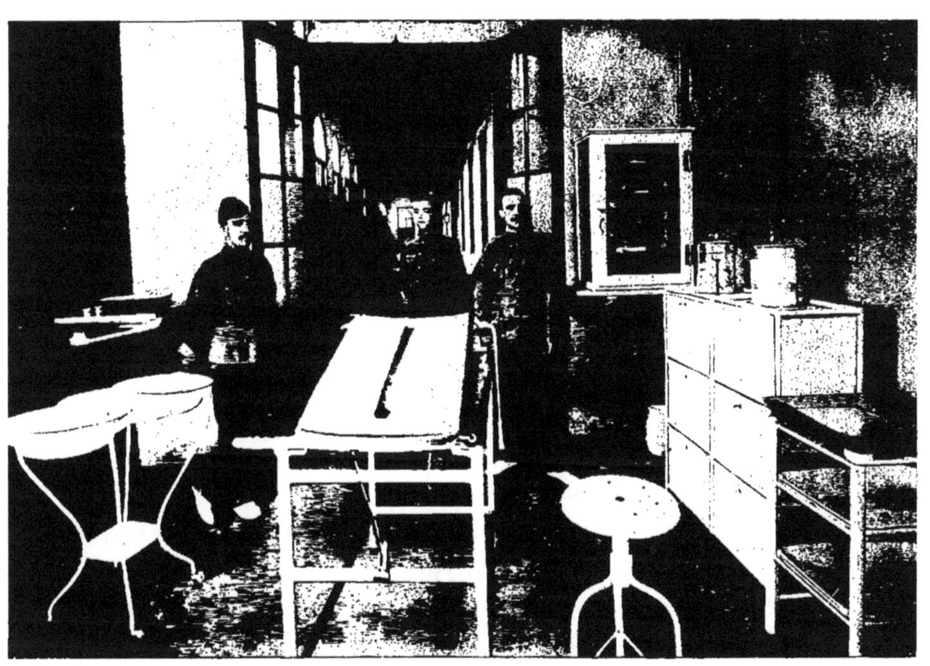

FIG. 35. — Hôpital de Galle-Face à Colombo. (Salle d'opérations.)

X

LE VÊTEMENT

Je vais maintenant vous entretenir du vêtement colonial. C'est encore là une question qui, si l'on s'en rap-
porte aux tâtonnements si malheureux des débuts de
la colonisation, semblerait hérissée des difficultés les
plus ardues.

En effet, que d'essais ne se sont-ils pas succédé de
moins en moins heureux ? Combien de matières, étoffes
ou couleurs n'ont-elles pas été préconisées de part et
d'autre, sans que jamais on se soit définitivement
arrêté à un type uniforme judicieusement choisi, suivant les saines lois de la logique ?

Partant de ce principe de la trop grande visibilité
du blanc qui avait été primitivement adopté, on eut
vite fait de tomber dans l'excès contraire, de telle sorte
qu'à l'heure actuelle la couleur blanche, on peut le dire,
est devenue l'exception. On en était même arrivé d'essai en essai jusqu'à l'inverse du but poursuivi. Car je
dois à la vérité de vous avouer que si depuis quatorze
années que je n'ai pour ainsi dire pas quitté les pays
tropicaux, j'ai vu successivement le coton cachou faire
place à la toile blanche ; puis le kaki de mauvais teint,
tantôt jaune serin, tantôt verdâtre lui succéder, pour
voir enfin en Indo-Chine nos hommes de troupe vêtus
suivant les compagnies soit gris-fer, soit brun rouge ;
rien n'égala cependant mon étonnement le jour où
j'en vis vêtus de *noir*, du casque aux talons.

De noir, oui, je le répète, de noir; vous avez bien entendu, vêtus de noir depuis la coiffe du casque jusqu'à la chaussure ; le vêtement tout entier confectionné avec cette percale lustrée de fabrication chinoise, bien connue dans toute l'Indo-Chine.

Cependant à un état de choses aussi peu normal fit bientôt place la si déplorable tenue de toile bleue réglementaire qui ne valait guère mieux que celle que je viens de vous décrire. Réellement la transformation n'était pas heureuse. Les officiers eux-mêmes furent contraints de revêtir la toile bleue, et c'est dans cette tenue que nos troupes coloniales firent leur première apparition en Chine lors de la dernière campagne.

Mais tout a une fin, et le règne de la toile bleue est, je le suppose, passé, si j'en juge par la tenue actuelle de nos troupes en coton kaki. C'est là un progrès, et de légères modifications suffiraient, je crois, à rendre cette dernière tenue parfaite au moins pour le service en campagne. C'est ce que j'essayerai de vous démontrer lorsque je vous aurai parlé du costume en général dans les pays chauds, et des règles d'hygiène qui doivent présider à son choix.

Rien n'est plus simple en somme, et poser la question, c'est en quelque sorte la résoudre.

Que doit-on, en effet, attendre logiquement du vêtement en général? Vous le savez ; c'est une protection contre les agents physiques extérieurs. Et c'est là tout, absolument tout. Que le vêtement protège parfaitement, cette condition est suffisante ; mais elle est aussi nécessaire ; il ne faut pas l'oublier. En un mot le vêtement est, tout comme l'habitation, un milieu artificiel où les échanges peuvent se faire avec ce calme et cette tranquillité que la nature emploie dans tous ses actes. (Lacassagne.)

Eh bien ! précisons maintenant, et voyons quelles sont les conditions que doit remplir un bon vêtement colonial.

Tout d'abord, il doit protéger contre le rayonnement solaire, et pour cela absorber le moins possible de calorique. Il doit être souple pour que les mouvements soient aisés, et que son contact ne puisse irriter la peau ; ample, afin que l'air extérieur y puisse facilement circuler, renouvelant l'atmosphère des différentes parties du corps. Les vêtements étroits sont mauvais ; ils transmettent directemçent à la peau le calorique qu'ils reçoivent de l'extérieur, et gênent l'évaporation cutanée. Les vêtements doivent protéger aussi contre le refroidissement nocturne, et favoriser l'absorption et l'évaporation de la sueur.

Enfin la légèreté est une des qualité primordiales du vêtement colonial.

Ceci posé, si nous recherchons dans les traités spéciaux d'hygiène le résultat des expériences faites sur les diverses substances vestimentaires ordinairement utilisées, nous voyons que la matière qui absorbe le moins de calorique, qui a le plus de souplesse et de légèreté, c'est le *coton*.

D'un autre côté, si nous consultons la gamme des couleurs suivant leur intensité d'absorption du calorique, nous les trouvons classées dans l'ordre suivant :

Noir,

Bleu,

Brun,

Vert,

Rouge,

Jaune,

Blanc.

Le *blanc* est donc la couleur d'élection, car non seu-

lement c'est celle qui absorbe le moins de calorique,
mais c'est aussi celle qui rayonne le moins prompte-
ment le calorique animal.

La conclusion est facile à tirer et nous la posons dès
maintenant :

*Le costume colonial de jour sera toujours et partout
de* COTON BLANC *à l'exclusion de toute autre étoffe et de
toute autre couleur, sauf pour le soldat en campagne.*

Donc, chemise de toile fine de coton, souple et courte,
caleçon de coton fin, chaussettes de coton, veston et pantalon de coton blanc, souliers de toile, casque de liège
voilà le vrai costume colonial hygiénique, le meilleur,
je n'hésite pas à le dire. Comme vêtement d'intérieur,
on pourra utiliser le pijama ou les mauresques de coton fin.

Il faut absolument proscrire la laine et la soie qui
de toutes les substances vestimentaires sont celles qui
absorbent le plus de calorique.

D'ailleurs la laine dans le jour serait un non-sens.
Mais bien des hygiénistes coloniaux recommandent cependant le port du gilet de flanelle, et surtout de la
ceinture de flanelle ; quelques-uns même préconisent
les vêtements de flanelle blanche, constamment soucieux des... refroidissements.

A mon avis le gilet de flanelle est absolument à rejeter ; la chemise de coton est suffisante pour s'opposer
au refroidissement rapide de la sueur, si tant est que
cela s'observe si fréquemment dans les pays chauds. La
flanelle a pour premier résultat de provoquer précisément une sudation abondante, et, par suite, l'éruption
de *bourbouilles ;* elle irrite la peau ; de plus elle se feutre rapidement, se gomme et se rétrécit : tout au plus
pourrait-on tolérer les tissus moitié laine et moitié coton appelés *balbriggan.*

On emploiera de préférence de légers tricots de coton très fin ou bien encore des filets.

La ceinture de flanelle peut, elle du moins, rendre quelques bons services, à condition qu'on sache s'en servir. Or la porter continuellement n'est pas nécessaire. Parfaitement inutile dans le jour, par exemple, ou dans certaine saison, elle deviendra indispensable à d'autres moments. En somme elle constitue un moyen sûr de prophylaxie de la dysenterie, en mettant obstacle au refroidissement nocturne du ventre qui en est une des causes les plus fréquentes.

Cela pourra sembler étrange au premier abord à plusieurs d'entre vous qui pensent à bon droit que la diarrhée et la dysenterie sont surtout des affections d'origine microbienne. Cela est cependant d'un intérêt capital. Si le refroidissement n'est en effet qu'une cause en apparence banale, il ne faut pas oublier que le virus dysentérique peut, tout comme l'agent du paludisme, vivre dans l'organisme humain à l'état latent ; « et de même qu'un simple bain froid peut provoquer l'explosion d'un accès de fièvre intermittente, de même la dysenterie peut éclater à la suite d'une nuit passée à la belle étoile ». (Le Dantec.)

Quant à la soie, elle n'a pas raison d'être dans le costume colonial ; tout au plus pourra-t-on la recommander à certains déprimés nerveux, en raison de ses propriétés idio-électriques. Chacun sait, en effet, que la soie développe par le frottement un dégagement de fluide électrique, d'où il s'ensuit chez ceux qui la portent sur la peau une stimulation tonique de l'épiderme par action directe sur les terminaisons nerveuses des capillaires. En dehors de cette indication thérapeutique, des goûts de luxe, au moins inutiles, peuvent seuls faire présider à son choix en pays intertropical.

Mais il y a plus, et malgré tout, je vous l'ai dit tout à l'heure, certains auteurs ont été jusqu'à recommander, et cela tout récemment encore, les vêtements de dessus en laine.

Voici ce que je relève dans le numéro de la *Vie coloniale* du 1er avril 1903 sous la signature du docteur Maurice Leroy :

«... Quant à l'habillement, il est indispensable de bien observer les conseils suivants : les vêtements de toile ne devront être employés que rarement. Il faut leur préférer *les vêtements de laine* ou de coton, *surtout pendant la période des fortes chaleurs*. Porter *en tout temps* des gilets de flanelle pour éviter un refroidissement trop brusque de la transpiration. Porter une ceinture de flanelle est de rigueur. Enfin mettre des bottes pour marcher dans les régions sablonneuses. »

Vraiment, et j'en demande bien humblement pardon à mon honorable confrère, je ne pense pas qu'on puisse adopter un tel vêtement colonial. Car, enfin, à quoi donc aura bien pu servir l'expérience que nous accumulons depuis des années, si c'est pour en revenir sans cesse aux errements du passé ? Et puis, en somme, à tout prendre ne faut-il pas reconnaître qu'à défaut du coton la toile de lin est cent fois préférable à la laine comme vêtement de dessus ?

Pour ma part, je l'avoue — et j'ai tout lieu de croire que je ne serai pas seul de mon avis — j'appréhenderais fort de faire usage d'un tel costume colonial, que ce soit sur les sentiers de rizières du Delta tonkinois, ou dans la brousse soudanaise au moment de l'hivernage.

Je crois avoir suffisamment décrit le vêtement colonial en général, pour que je juge utile d'y revenir en

entrant dans de plus amples détails au sujet du vêtement militaire. Aussi bien pourra-t-on trouver dans la

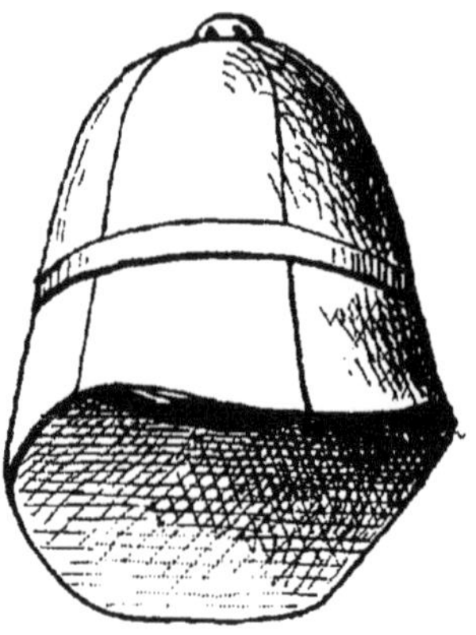

FIG. 36. — Casque colonial du modèle actuellement réglementaire.

description qui va suivre de l'uniforme colonial les renseignements qui serviront à y suppléer.

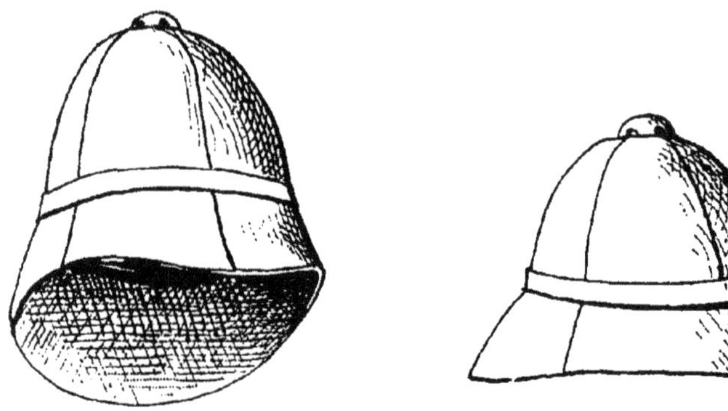

FIG. 37. — Casque colonial modèle proposé.

Et tout d'abord commençons, si vous le voulez et
comme cela d'ailleurs paraît assez logique, par la coiffure qui constitue la partie de toutes la plus importante
du costume colonial. Tout le monde est d'avis qu'elle
doit réaliser les conditions suivantes :

1° Elle doit parfaitement abriter du soleil ;

2° La circulation de l'air y doit être largement ménagée.

Quelle qu'elle soit, sous les tropiques, il est indispensable de la porter du lever au coucher du soleil sous peine de s'exposer aux pires accidents. Combien d'Algériens n'ont-ils pas payé de leur vie cette imprudente parole : « Le soleil, ça me connaît. »

Or, le casque de liège, malgré bien des controverses, me paraît devoir rester la coiffure de choix. Il est plus léger que le chapeau de feutre recommandé par certains hygiénistes et expérimenté par quelques explorateurs, notamment par Binger et par Monteil.

Il présente toutefois quelques inconvénients :

1° La visière et la nuquière sont excessivement incommodes pour le tireur, le topographe ou même pour l'officier se servant d'une simple jumelle. Aussi lorsque la coiffure devient par trop gênante, les soldats ont-ils vite fait de la mettre *en bataille*, et dès lors elle ne les protège plus suffisamment.

2° Les crochets de la jugulaire sont très incommodes, et la jugulaire elle-même peu pratique.

Je proposerai donc de modifier le casque actuel de la façon suivante :

Sans rien retrancher de la longueur de la visière ou de la nuquière, qui n'a rien d'exagéré ni de la largeur de ses bords, il y aurait grand avantage à en diminuer la verticalité. En d'autres termes, au lieu de continuer la convexité de la bombe, les bords feraient avec cette dernière un léger angle. Vous pouvez facilement d'après cette figure vous faire une idée du casque actuel légèrement modifié dans ce sens. La jugulaire serait fixe et pourrait se boucler afin de bien assurer la coiffure.

Enfin la doublure de la bombe deviendrait rouge

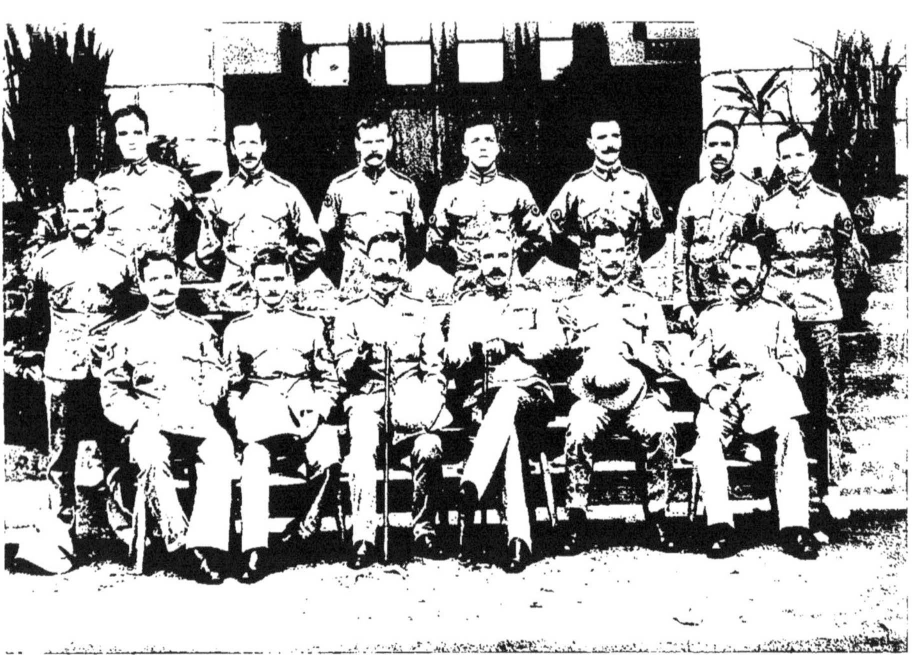

Fig. 38 — Tenue coloniale anglaise en campagne.
Le lieutenant-colonel Anderson, médecin chef de l'hôpital de Galle Face. Les officiers et les sous-officiers.

pourpre, afin de mieux préserver les crânes de l'action électro-chimique et calorique des rayons solaires.

Cette dernière modification s'est déjà introduite d'ailleurs dans quelques fabriques, et j'ai déjà pu trouver dans le commerce des casques à fond rouge.

Ainsi transformé, le casque de liège serait une parfaite coiffure coloniale militaire.

J'arrive au vêtement. Et dès maintenant ai-je besoin de vous dire que j'ai l'obligation de m'élever de toutes mes forces contre l'abus qui est fait à l'heure actuelle des vêtements de couleur ?

Le costume blanc est presque totalement délaissé. A peine de temps en temps, le dimanche, lui voit-on faire une courte apparition.

Eh bien ! laissez-moi vous le dire : que le soldat en campagne revête le costume kaki, rien de mieux ; et ce n'est certes pas moi qui viendrai m'élever contre une aussi bonne mesure. En pareil cas, nécessité fait loi.

Mais lui imposer dans sa garnison, en temps de paix, le port d'un vêtement manifestement plus chaud de 8 degrés environ que le coton blanc, alors que rien ne nous y oblige et qu'il est possible de faire autrement, c'est là une de ces inconséquences hygiéniques dont nous sommes coutumiers en France, et qui vont tout ensemble à l'encontre du plus légitime souci d'un bon état sanitaire de nos troupes, et de la simple logique.

Pourquoi, je vous le demande, alors que rien ne s'y oppose, ne pas — passez-moi l'expression — *mettre tous les atouts dans son jeu* chaque fois qu'il s'agit d'hygiène coloniale ?

Question d'économie ? Je n'en crois rien, car je ne vois pas après tout pour quelle raison l'étoffe de coton croisée de couleur kaki serait d'un prix plus élevé avant d'avoir subi le contact de la teinture.

Non. Laissons dans nos magasins de mobilisation les effets kaki que nous y prendrons quand il le faudra ; et habillons une fois pour toutes nos soldats de blanc dans les garnisons.

Je ne suis pas le premier, parmi les médecins de l'armée coloniale, à formuler cette recommandation ; voici ce que dit à ce sujet M. le docteur Reynaud :

« Les soldats anglais ont dans les pays chauds deux tenues de jour différentes : la tenue blanche de garnison, et la tenue cachou clair pour les marches, manœuvres et expéditions ; toutes deux sont faites en toile de coton croisée...

»... Ne pourrait-on pas à ce point de vue traiter nos hommes aussi bien que les soldats indigènes des milices tonkinoises? Nous sommes persuadé que, sous la surveillance de leurs chefs, ils pourraient aussi bien que les soldats anglais ou les miliciens et tirailleurs tonkinois entretenir leurs vestons dans un état de blancheur irréprochable. Avec une coupe plus soignée, légèrement cintrée, sans être ajustée, nos troupiers auraient un costume de garnison fort élégant, tout aussi commode, et qui rehausserait leur prestige et leur dignité (1). »

Le col du veston serait droit ; le pantalon, un peu ample, fermerait exactement sur la chaussure au besoin par un sous-pied, et cela pour des raisons que je vous expliquerai tout à l'heure.

Reste la chaussure ; quelle sera-t-elle? Comme toujours, notez-le, la réponse nous sera dictée par l'énoncé même des exigences auxquelles elle devra répondre :

---

(1) Reynaud, *loc. cit.*

fraîcheur, souplesse, légèreté, et solidité pour les marches, telles sont les conditions que doit réaliser une bonne chaussure coloniale.

N'est-il pas évident, tout d'abord, que le soulier de marche devra être en cuir. Le brodequin de cuir seul réunit les qualités d'une bonne chaussure de marche. Mais on ne peut s'empêcher de reconnaître que les brodequins d'Europe que nos troupes utilisent également dans nos possessions coloniales sont vraiment par trop défectueux pour les pays chauds.

D'abord ils sont beaucoup trop lourds, manquent de souplesse et, par suite, occasionnent encore plus fréquemment qu'en France des plaies aux pieds. Enfin la tige n'en est pas assez haute.

Brodequins de chèvre lacés à large semelle débordante, à talons larges et plats, à tige s'élevant jusqu'à 25 centimètres du sol, telle doit être la chaussure coloniale de marche.

Les chaussures de garnison et les chaussures de repos seront en toile; les premières, solides et renforcées par un doublage de 4 centimètres sur tout le pourtour de l'empeigne, auront une semelle de cuir débordante, et des talons plats ; aux secondes, plus souples, on donnera une semelle de corde.

Toutes deux seront également à tige lacée.

Pourquoi, me direz-vous, toujours emprisonner le cou-de-pied ? Mais d'abord parce qu'il n'y a, après tout, aucun inconvénient à le faire, au contraire, et parce qu'ensuite cela protège les hommes des piqûres de moustiques.

Vous savez, en effet, que l'endroit d'élection du moustique, et qui est aussi un des plus accessibles lorsqu'on porte des chaussures basses, est la région malléolaire que vous avez souvent vue chez vos hommes criblée de piqûres, couverte d'excoriations provoquées par le grattage, et qui dégénèrent même assez souvent en ulcères.

Or étant donné ce que nous savons de la transmission du paludisme par le moustique, est-ce qu'il nous est vraiment possible de laisser une telle porte ouverte à l'infection ? Vous ne le pensez pas ; cela est inadmissible.

Donc on peut dire dès à présent :

Souliers montants, pantalon serré sur le pied; ce sont là deux exigences nouvelles de l'hygiène coloniale actuelle.

L'unique modèle de pantalon à adopter dans les colonies est donc le modèle dit « à la hussarde », surtout en garnison.

Voyons maintenant ce que sera le vêtement de campagne. La couleur kaki est, nous l'avons déjà vu, celle qui nous paraît devoir être définitivement adoptée, et c'est sans aucun doute la meilleure autant au point de vue de la visibilité qu'à celui du pouvoir absorbant, car nous savons que la couleur jaune est après le blanc celle qui absorbe le moins. Mais il y a des teintes kaki bien différentes, et nous n'avons pas malheureusement fait choix de la bonne teinte. Notre kaki est d'un jaune foncé un peu verdâtre désagréable à l'œil, et la teinture n'en paraît pas solide. Mieux vaut cent fois cette teinte pastel terne et neutre du kaki de bonne qualité qu'on utilise par exemple au Tonkin pour les effets de campagne des tirailleurs indigènes, et qui résiste à tous les lavages. La forme du pantalon de campagne importe peu pourvu qu'il soit ample à la partie supérieure, soutenu par des bretelles, et que le bas puisse être enfermé dans la tige du brodequin.

Une bande de laine kaki de même couleur que le reste de l'uniforme s'enroulera autour de la jambe de-

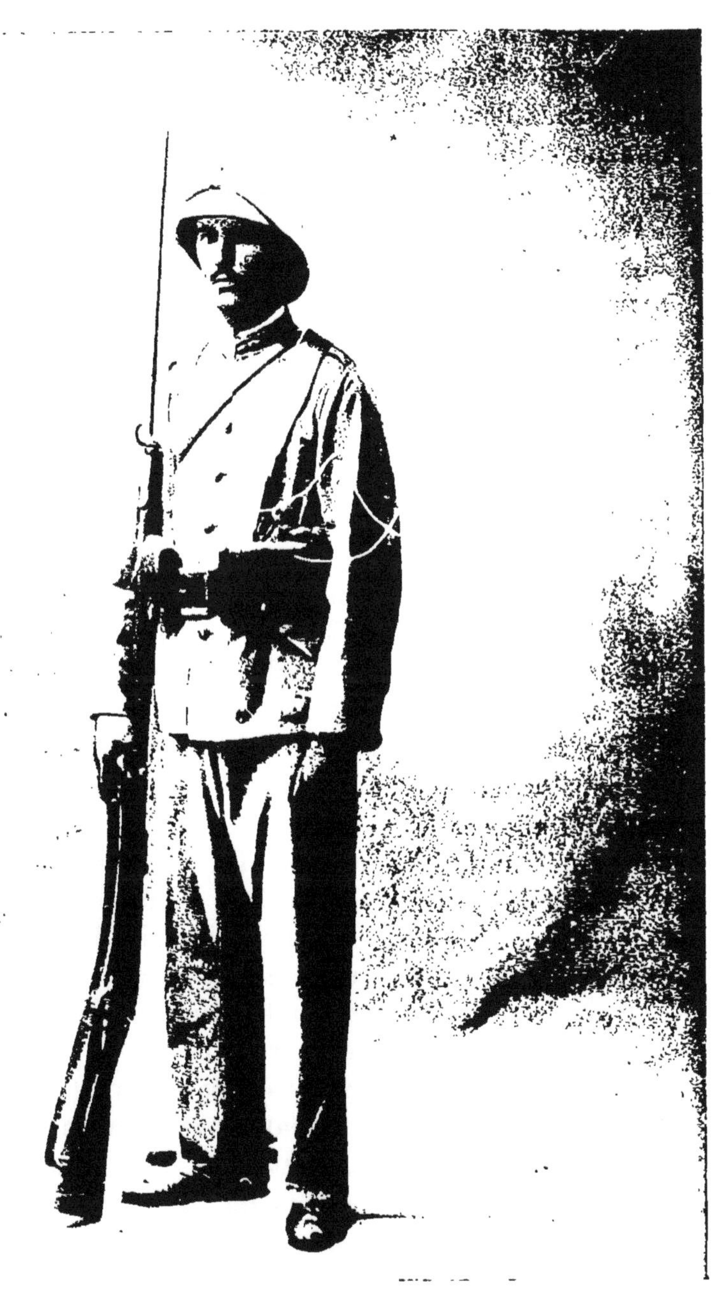

FIG. 39. — Tenue coloniale française actuelle.

puis le cou-de-pied jusqu'au genou. L'utilité de cette bande analogue à celle des chasseurs alpins est indiscutable. Elle soutient l'articulation tibio-tarsienne et donne plus de précision à ses mouvements. Elle protège des morsures ou piqûres d'insectes ou d'animaux venimeux tels que moustiques, araignées, scorpions, scolopendres, serpents; elle garantit des blessures que peuvent occasionner les plantes épineuses, les branchages, la brousse, etc. Enfin, elle supplée avantageusement les guêtres de toile dont sont munis certains de nos corps coloniaux, tout en étant d'un prix moins élevé.

Le veston ample et droit aura une longueur suffisante pour couvrir complètement l'ouverture des poches du pantalon et dépasser d'au moins 6 centimètres le dernier bouton de la braguette.

Les manches en seront larges, un peu étroites au poignet et pouvant se fermer complètement, au besoin, à l'aide d'une patte mobile. Un soufflet ménagé sous la manche au niveau de l'aisselle donnera plus d'aisance aux entournures. Le veston sera muni de deux poches de côté pouvant se fermer à la hauteur des seins, et sur chaque épaule d'une patte fixe se boutonnant près du col.

Longtemps le veston colonial a été dépourvu de col. Or actuellement il est muni d'un col droit fermé, pouvant recevoir un col blanc de lingerie. Eh bien! ces deux systèmes sont défectueux ; aussi pourrait-on adopter avec avantage le col mixte pouvant se porter à volonté rabattu ou relevé dans la moitié de sa largeur, la seconde moitié retombant droite jusqu'à l'encolure.

Ce modèle est facile à réaliser et présente plusieurs avantages : le premier, c'est qu'en marche les soldats au lieu de se débrailler n'ont qu'à rabattre leur col et la tenue n'en est que meilleure. Au contraire, à l'approche du rayonnement de la fin du jour et de la fraîcheur

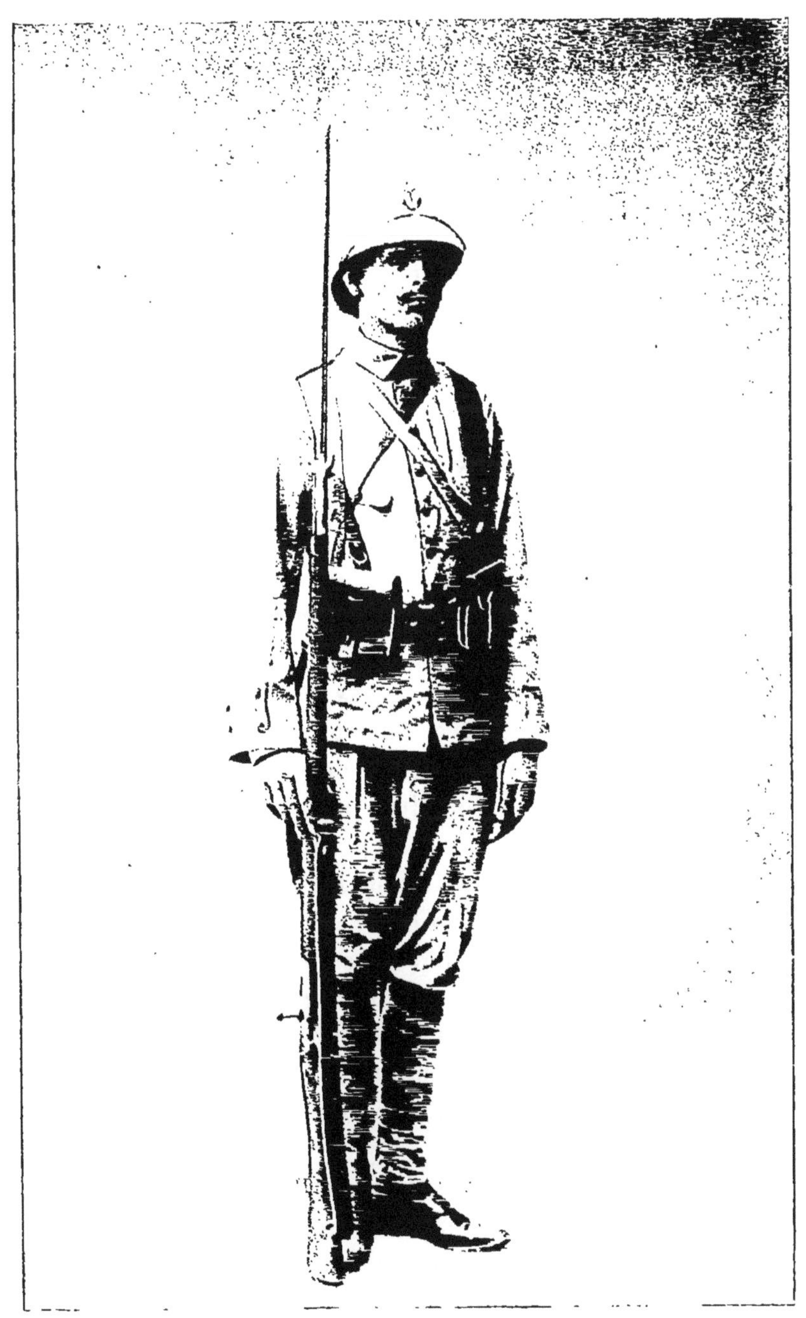

Fig. 40. — Tenue proposée.

qu'il amène avec lui ; au moment de revêtir le vêtement du soir que les soldats endosseront *par-dessus* leur veston de coton, ils en relèveront le col et l'agraferont dans sa position droite.

Lorsqu'on mettra les coiffes sur le casque il importera d'y ménager des ouvertures destinées à correspondre aux échancrures de l'opercule qui recouvre l'ouverture supérieure, faute de quoi on en supprimerait la ventilation.

Vraiment la plupart de ces recommandations hygiéniques, et notamment cette dernière, peuvent paraître au moins superflues ; eh bien ! il n'en est rien, malgré tout ce que cela peut avoir d'invraisemblable, et le modèle de coiffe actuellement réglementaire, supprime depuis plusieurs années déjà, totalement, l'aération ménagée dans cette coiffure.

Mais puisque je viens de vous parler du vêtement spécial qu'il faudra réserver pour le soir et pour la nuit, laissez-moi vous dire que la vareuse de molleton malgré sa commodité ne constitue pas un vêtement pratique aux colonies. Elle est trop chaude ; elle est surtout trop lourde. Je crois qu'on la remplacerait avantageusement par autre chose.

Beaucoup d'entre vous ont vu en Indo-Chine le vêtement adopté par la plupart des officiers en service au Tonkin et désigné sous le nom de « pelisse tonkinoise », puis plus simplement « tonkinoise ». Le modèle de ce vêtement a d'ailleurs été rendu réglementaire, il n'y a pas bien longtemps.

Destiné à être revêtu *par-dessus* le veston de coton, ce vêtement est excessivement pratique, et il rend d'excellents services. C'est là, soyez-en persuadés, le meilleur vêtement de nuit ; on le fera en flanelle de Chine dans certains pays ; en molleton dans certains autres. Le col en sera toujours rabattu.

Les pantalons seront en flanelle de Chine.

Mais ce n'est pas tout. Il est une nécessité que l'on commence à entrevoir un peu partout. C'est celle de l'imperméabilisation des effets militaires. Sans aucun doute, il s'agit là d'une excellente mesure, et que l'on devra s'attacher à appliquer plus rigoureusement encore aux colonies, où elle serait d'une incontestable utilité. Et quoi de plus simple, en somme, que de rendre les étoffes imperméables, voire même d'imperméabiliser les vêtements tout faits. Actuellement les draps dits de Suède sont utilisés partout ; ils ont même été rendus réglementaires dans la marine. Ces draps ont l'immense avantage, tout en étant parfaitement imperméables à la pluie, de ne pas l'être à l'air et par suite de ne pas mettre obstacle aux fonctions de la respiration cutanée, ainsi que le font le caoutchouc par exemple et les tissus qui en dérivent, et qui d'ailleurs en pays chauds sont rapidement hors d'usage.

Les procédés d'imperméabilisation des tissus sont nombreux. Les toiles do tentes de l'infanterie coloniale sont imperméabilisées à l'aide d'une solution d'acétate d'alumine ou de plomb. Pour les tissus de laine les préparations de paraffine me semblent meilleures. Vous savez que la paraffine est un produit de distillation de certaines roches bitumineuses, ou bien de celle des résidus d'épuration du pétrole. On l'associe à l'essence de pétrole dans laquelle elle se dissout, mélangée ou non à la vaseline, dans les proportions de deux tiers de paraffine pour un tiers de vaseline. On peut aussi utiliser les solutions de suint neutre dans l'essence de pétrole.

Un bon procédé rapide est de préparer à chaud deux solutions contenant l'une :

Acétate de plomb.............. 100 grammes.
Eau .... 3 litres.

l'autre :

Alun........................	100 grammes.
Gélatine.....................	50 —
Savon blanc...	50 —
Eau	3 litres.

On les mélange ensuite pour faire bouillir le tout.
Cela fait, on laisse reposer par refroidissement ; on dé-
cante ; on plonge le vêtement à imperméabiliser dans
le liquide recueilli et on laisse égoutter sans tordre.

J'en ai fini avec les remarques d'ordre hygiénique
général à propos du costume militaire. Je serais incomplet si je ne vous présentais ici dans son ensemble un
type d'équipement colonial.

Voyons d'abord quels sont les accessoires qu'en dehors
du vêtement colonial proprement dit le soldat doit avoir
en sa possession en campagne sous les tropiques.

Tout d'abord, il aura emporté sa capote qui ne le
quittera pas, et une coiffure d'Europe, képi ou béret.
On lui donnera en plus une couverture imperméable,
munie d'œillets et pouvant seule ou en se joignant à
celles de ses camarades former une tente pouvant les
protéger de la pluie.

Récapitulons, si vous le voulez, en énumérant un à
un les objets que devra porter sur lui le soldat colonial
en campagne, et ceux qui le suivront dans son sac.

1° *Equipement du soldat.*

1 veston en coton kaki ;
1 pantalon en coton kaki ;
1 paire de bandes en laine kaki ;
1 paire de souliers en peau de chèvre ;
1 casque avec coiffe en coton kaki ;
1 chemise de coton ;

1 caleçon ;
1 ceinture de flanelle ;
1 paire de bretelles ;
1 quart ;
1 bidon-filtre ;
1 musette ;
1 mouchoir ;
1 couteau ;
1 cuiller ;
Fusil avec épée-baïonnette ;
Nécessaire d'armes ;
Ceinturon avec bretelles, cartouchières et cartouches ;
2 morceaux de savon.

2° *Dans le sac, toujours porté par des coolies en arrière.*

1 veston kaki ;
1 pantalon kaki ;
1 paire de bandes kaki ;
1 paire de souliers en peau de chèvre ;
1 coiffe de casque kaki ;
1 béret de drap ;
1 ceinture de flanelle ;
1 chemise de coton ;
1 caleçon ;
1 mouchoir ;
1 paletot de flanelle de Chine ;
1 pantalon de flanelle de Chine ;
1 capote ;
1 trousse ;
1 boîte à graisse ;
1 brosse ;
1 brosse à dents ;
2 morceaux de savon ;
1 couverture ;

1 toile de tente avec accessoires ;

1 marmite ;

1 gamelle.

Les prescriptions générales d'hygiène concernant le costume des troupes coloniales françaises peuvent également s'appliquer aux troupes indigènes, malgré leur plus grande résistance à certains agents physiques. C'est ainsi que des vêtements de lainage leur seront indispensables comme vêtements du soir, des chaussures solides en certaines circonstances, etc. Les coups de soleil, les coups de chaleur n'épargnent pas toujours les troupes indigènes en marche. Aussi avons-nous adapté depuis déjà longtemps un couvre-nuque au salako de nos tirailleurs annamites malgré la protection de leur épais chignon. Dans l'Afrique orientale les Allemands ont aussi pris le soin de protéger leurs soldats indigènes des atteintes du soleil, si l'on en juge par cette photographie due à l'obligeance de M. le chef de service de santé de Dâr-es-Salam et qui vous montre un tirailleur indigène ayant un couvre-nuque adapté à sa chéchia. Les indigènes pourront toujours porter leurs bagages.

Depuis les généraux Gallieni et Dodds, qui ont donné l'exemple du ménagement que l'on doit aux troupes européennes aux colonies, le premier en organisant au Soudan son infanterie montée, le second en diminuant considérablement la charge du fantassin pendant la campagne du Dahomey, il est admis en principe, dans notre armée coloniale, que le soldat européen ne doit plus porter que ses armes.

L'expérience de Madagascar n'a fait que donner plus d'autorité à l'intelligente sollicitude des chefs éminents de nos troupes coloniales pour leurs soldats.

Il est permis d'espérer que l'on ne s'arrêtera pas dans la voie des progrès hygiéniques déjà réalisés et qu'avant

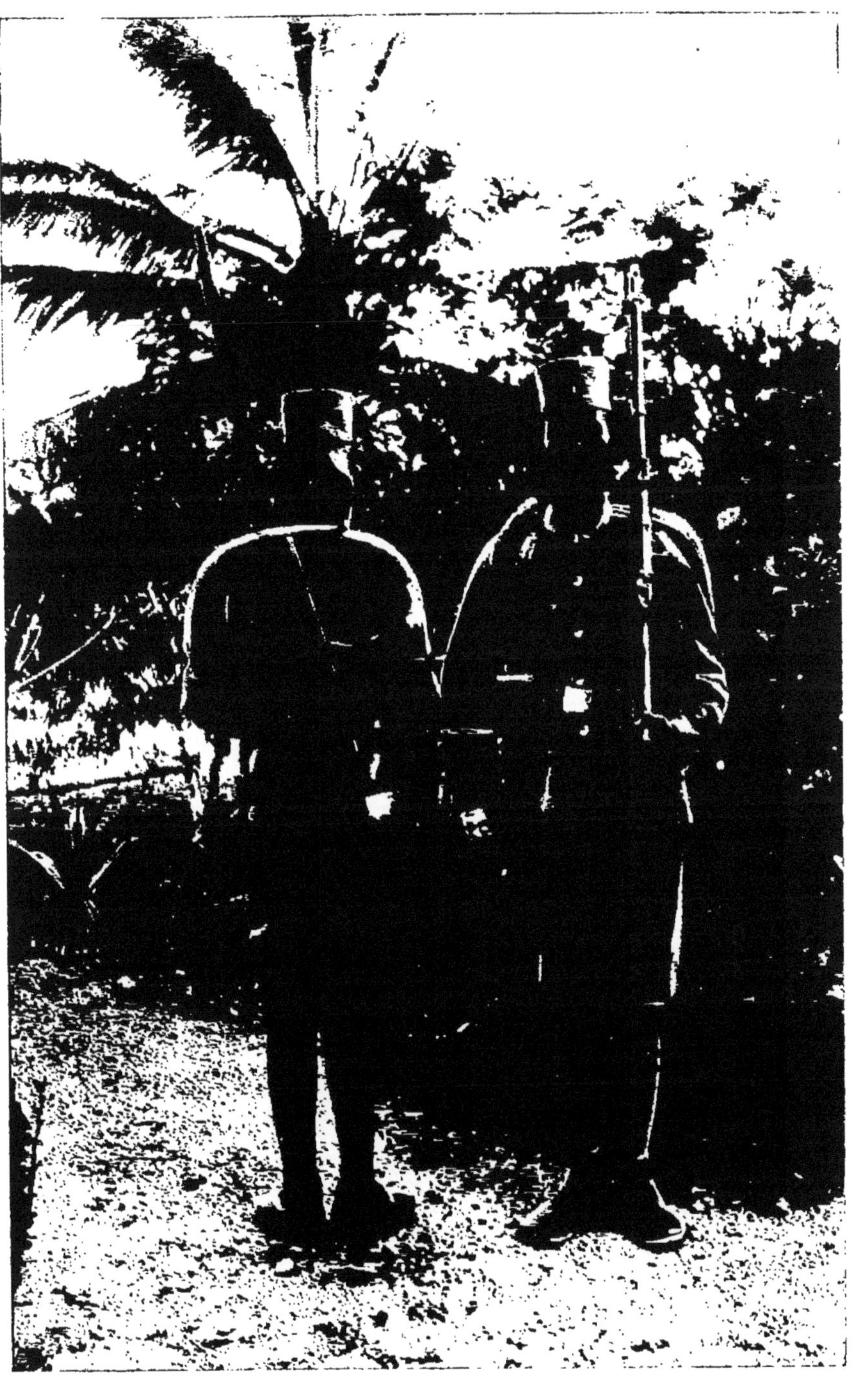

Fig. 41. — Afrique orientale allemande, tirailleur indigène en tenue de campagne.

peu nos soldats coloniaux n'auront plus rien à envier non pas à la tenue brillante des soldats coloniaux étrangers, mais du moins à leur confortable.

C'est le moins que l'on doive à leur esprit d'abnégation, à leur courage, à leur dévouement.

XI

L'EAU

Je ne m'étendrai pas bien longuement sur la question des eaux. C'est là un sujet qui traité tout au long sortirait du cadre que je me suis fixé pour ces causeries dont le but est surtout de donner un enseignement pratique.

Je suis bien persuadé d'ailleurs qu'*a priori* la nécessité de purifier les eaux de boisson ne sera contestée par aucun colonial. Fort heureusement cette notion d'hygiène est à l'heure actuelle presque généralement admise. Elle a été sanctionnée maintes fois par l'expérience, et son importance n'a même pas échappé à la clairvoyance souvent perspicace des indigènes.

Les Chinois connaissent très bien la nocivité de certaines eaux. Au poste de Thanh-Moï, où j'ai résidé au Tonkin, les coolies chinois travaillant à la réfection du chemin de fer de Hanoï à Lang-Son prévoyaient toujours dans leurs contrats avec leurs entrepreneurs qu'ils devraient être approvisionnés d'eau provenant de Phu-Lang-Thuong et puisée au fleuve. Les Annamites ont suffisamment dénoncé l'insalubrité d'une région lorsqu'ils ont dit (il faut voir de quel air terrifié et dans leur naïf « sabir ») que *là l'eau, lui beaucoup mauvais.*

Voulez-vous un exemple frappant de la transmission de certaines maladies par l'eau? C'est celui du poste de Soc-Trang en Cochinchine où la dysenterie et le choléra endémique avaient fait réputer ce poste un des plus insalubres de notre colonie indo-chinoise. « Or depuis l'installation par l'administration d'un filtre Pasteur à 100 bougies où tous les Européens viennent s'approvisionner, pas un cas de choléra n'a été signalé dans cette localité parmi la population blanche. A Calcutta, la dysenterie a diminué dans des proportions considérables depuis que les Anglais font distribuer de l'eau filtrée dans toutes les maisons (1).

A la Guadeloupe on fit cesser une épidémie de dysenterie, en remplaçant l'eau de rivière par de l'eau de pluie.

Au sanatorium de Darjeeling, dans l'Himalaya, les Anglais ont organisé de façon grandiose la filtration des eaux du service public.

Avant d'être livrées à la consommation ces eaux, qui sont captées dans la montagne à une grande distance de la ville, traversent trente-huit cylindres de fer dont chacun contient 250 bougies Chamberland.

Je n'en finirais pas de vous citer des exemples ; aussi vais-je entrer dès maintenant dans le cœur du sujet.

D'abord, et en admettant — permettez-moi l'hypothèse — qu'on puisse avoir le choix entre l'eau des fleuves, des sources, des puits, des mares, des étangs et les eaux de pluie, l'eau distillée, etc., à laquelle s'arrêtera-t-on de préférence ?

1° L'eau distillée évidemment est celle qui offre le plus de garanties puisqu'elle est chimiquement pure, et stérilisée par définition même. L'installation d'un appareil distillatoire, fournissant l'eau de boisson à la population d'un centre colonial en formation en atten-

---

(1) Le Dantec, *loc. cit.*

dant l'exécution de travaux appropriés destinés à amener de bonne eau potable, n'a d'ailleurs rien d'invraisemblable. J'en ai vu pour ma part fonctionner plusieurs, l'un entre autres à Majunga, l'autre à Djibouti, Il existe des appareils semblables à Suez et à Shang-Haï.

2° On préférera ensuite les eaux courantes et tout d'abord les eaux de source qui, suivant Pasteur, seraient les meilleures. D'après cet illustre savant elles seraient exemptes de microbes à leur point d'émergence. Il suffirait donc, lorsqu'on capte l'eau d'une source, d'assurer l'imperméabilité parfaite des ouvrages de captation et des conduits, jusqu'au lieu de distribution pour être assuré d'avoir une bonne eau potable.

Une source n'est, en somme, qu'une infiltration, à travers les fentes des terrains, des couches souterraines formées par la pénétration des eaux de pluie dans le sol. Et si la source fait émergence dans les grès ou les dépôts jurassiques des terrains secondaires, alors on peut la capter de confiance.

Les sources qui proviennent des terrains tertiaires et des terrains de transition sont également bonnes.

Toutes ces eaux sont généralement assez bien aérées.

3° A côté des eaux de source, il convient de faire une place à celles qui proviennent des puits artésiens. Les Chinois connaissent parfaitement l'innocuité de ces eaux ; aussi pratiquent-ils depuis très longtemps le forage des puits artésiens pour y chercher l'eau destinée à leur boisson. Les eaux d'Hanoï proviennent de puits semblables, et si MM. les pharmaciens Bréandat et Turié y ont trouvé des micro-organismes pathogènes, il faut l'attribuer à la perméabilité des conduits qui a permis la contamination de l'eau par les infiltrations provenant des couches superficielles du sol.

4° L'eau provenant des cours d'eau sera d'autant meilleure que le courant en sera plus rapide, et le parcours plus long. Un lit bien encaissé, un fond de sable seront aussi des conditions favorables à bien augurer de la bonne qualité de l'eau courante. Mais on n'oubliera pas surtout de se préoccuper de savoir si les poissons et les mollusques y vivent dans de bonnes conditions, et si les plantes à chlorophylle, c'est-à-dire à couleur verte, y croissent avec facilité. La présence des algues vertes, des véroniques, du cresson de fontaine dans une eau quelle qu'elle soit permettra de conclure à l'excellente qualité de cette eau.

Autre recommandation : il est essentiel, si les cours d'eau où l'on sera dans l'obligation de puiser l'eau de boisson traversent de gros centres d'agglomération, de bien tenir la main à ce qu'ils ne soient pas souillés à leur passage dans les villes ou les villages qui sont semés sur leur parcours. On interdira donc sévèrement de jeter au fleuve des débris animaux ou végétaux, et plus encore des résidus de vidanges, les déchets d'industrie, les eaux usées des habitations ; d'y laver le linge et les peaux d'animaux, etc.

5° Les eaux de pluie proscrites par Foussagrives peuvent être cependant d'une grande utilité. Elles constitueront une précieuse ressource dans le cas où l'on aurait quelque raison de se méfier des eaux de toute autre provenance. Il importera, vous le préjugez bien, de veiller tout particulièrement à la propreté des toits et des récipients destinés à recevoir l'eau de pluie.

Les caisses à eau fermées de tous côtés par des boulons devront être munies d'un regard qui permette l'accès du fond et le nettoyage. Les citernes seront d'une parfaite étanchéité.

Les citernes vénitiennes dont vous pouvez voir ici le schéma offrent le double avantage d'être à la fois des

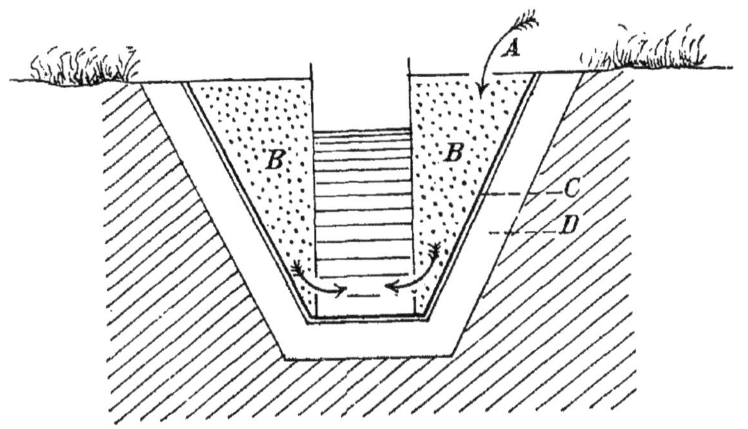

FIG. 42. — Citerne vénitienne.

A Amenée d'eau potable; B Sable siliceux; C Enduit en ciment;
D Couche d'argile.

appareils filtrants et, de plus, parfaitement étanches. Leur construction n'offre pas de difficulté sérieuse. Un . bâti de bois injecté, peu altérable, maintient les terres et supporte une couche d'argile de 30 centimètres d'épaisseur, et qui elle-même est enduite d'une couche de ciment. Un puits à parois verticales et à section circulaire, dont les parois sont perforées à la base, se dresse au centre du réservoir. L'espace compris entre la paroi verticale externe du puits et le réservoir pyramidal est rempli de sable de mer bien lavé.

Les missionnaires espagnols du Tonkin utilisent les eaux de pluies suivant un procédé assez curieux et qui mérite d'être cité.

L'eau recueillie est distribuée dans d'immenses jarres en terre munies d'un couvercle. La jarre une fois pleine, le couvercle est luté à l'aide d'un mastic très solide et qui devient très dur une fois desséché. Ainsi mise à l'abri du contact de l'air et de la pénétration des germes, l'eau est conservée dans ces jarres pendant un, deux ou trois ans, quelquefois quatre ou cinq ans avant d'être livrée à la consommation.

Quelle est la valeur de ce procédé ? Je ne saurais le dire. On peut admettre évidemment qu'au bout d'un certain temps un grand nombre de germes nocifs aient pu disparaître. Ont-ils tous disparu ? Il est permis d'en douter. Quoi qu'il en soit, c'est tout au moins un assez bon mode de conservation.

L'eau des pluies, vous le savez, contient souvent dans les villes de l'ammoniaque en solution et quelques matières organiques provenant de l'air. Elle est imparfaitement aérée et, par conséquent, lourde. Un autre de ses inconvénients est d'être par trop déminéralisée. On l'améliorera par la filtration et l'addition d'une petite quantité de sel marin.

6° La qualité de l'eau des puits variera beaucoup suivant les terrains où on les aura pratiqués. Vous savez que la contamination des puits est facile ; aussi devra-t-on creuser ces derniers loin du voisinage des habitations, cours, écuries, etc. D'autre part, il faudra que la protection offerte par la maçonnerie de la partie supérieure et de la margelle ne soit pas illusoire. Des joints et des enduits au ciment hydraulique sont indispensables en pareil cas. Et j'ajouterai qu'une bonne toiture, voire même un couvercle hermétique sont les compléments indispensables de tout puits bien compris. Dans tous les cas où l'on devra absolument forer des puits, on fera bien de ne pas s'arrêter, si c'est possible, à la première nappe souterraine et d'atteindre une nappe plus profonde.

En campagne les pompes Norton peuvent, à l'occasion, rendre d'excellents services en évitant à nos troupes des tortures telles que celles qu'elles endurèrent au « Camp-de-la-Soif » pendant la campagne du Dahomey. Il s'agit d'un système de puits tubulaire qui se compose d'une série de tubes que l'on visse dans le sol, en les superposant, jusqu'à la rencontre de la nappe d'eau.

Autre chose. Le besoin se fait-il sentir de désinfecter un puits dont l'eau est suspecte d'être au moins souillée ? Voici un procédé de désinfection par le permanganate de potasse ou de chaux des plus pratiques. Vous faites une solution au centième de l'un ou de l'autre de ces sels, et vous la versez dans le puits à désinfecter à raison de un litre par hectolitre de l'eau du puits. Puis vous projetez ensuite du charbon de bois pilé et mélangé avec du sable dans la proportion d'un quart ; et vous attendez quelques jours avant d'utiliser l'eau du puits.

7° Enfin voyons maintenant quelle peut être la valeur des eaux des lacs, mares ou étangs. En général, elles sont mauvaises ; mais elles offriront d'autant plus de danger que la collection sera de moindre étendue et de plus faible profondeur.

Elles sont souvent saumâtres, croupissantes ; présentent à la surface des irisations, et sont très riches en matières organiques en putréfaction. Les plantes vertes ne sauraient y vivre pas plus d'ailleurs que les mollusques ou les poissons.

En revanche, vous y trouverez des parasites de toute sorte, des amibes, des infusoires, des œufs de ténia, des douves, des strongles, etc., etc., sans compter les bacilles pathogènes de la dysenterie, de la fièvre typhoïde et du choléra.

Ai-je besoin de vous dire qu'il faut à tout prix rejeter de telles eaux, ou que s'il était absolument nécessaire de les utiliser, il faudrait leur faire subir une très sérieuse stérilisation.

L'eau des marais peut-elle propager l'infection palustre ? Cela n'a rien d'impossible, remarquez-le, car une telle eau est susceptible de recéler l'hématozoaire à l'abri dans les œufs, les larves des moustiques ou même dans les cadavres de ces insectes adultes. Toutefois il est vraisemblable que ce mode de transmission est des plus rares, et je ne pense pas qu'il y ait lieu de s'en préoccuper plus que de raison.

On fera bien aussi, le cas échéant, de se méfier de l'eau des rizières cultivées, et de ne jamais les utiliser sans leur avoir fait subir au moins la filtration. Elles contiennent souvent de petites sangsues dont l'absorption pourrait offrir de réels dangers.

Il peut arriver que certaines eaux paraissent suspectes et qu'on se trouve dans l'obligation de les rejeter, quelle que soit leur provenance, comme impropres à la consommation. Aussi doit-on, le cas échéant et en dehors de tout travail de laboratoire, pouvoir acquérir la certitude qu'une eau peut être utilisée comme eau de boisson.

Il ne semble donc pas inutile que je vous parle maintenant du caractère des eaux potables.

Fraîche, limpide, sans odeur, pouvant dissoudre le savon et cuire les légumes, 'els sont les caractères classiques d'une eau de bonne qualité. Déjà à propos des eaux courantes, je vous ai cité comme un indice des plus favorables la présence des organismes animés : plantes à chlorophylle, poissons, mollusques ; c'est qu'en effet l'être organisé vivant est le meilleur réactif de l'eau.

Mais si, bien au contraire, vous ne constatez la présence ni de poissons, ni de mollusques, et que les plantes soient de coloration blanchâtre, c'est qu'alors vous vous trouvez en présence d'une eau de mauvaise qualité, et il est dès lors prudent de s'en abstenir, ou de la stériliser.

Or ceci peut suffire dans la plupart des cas. Mais on peut soupçonner une eau déterminée de contenir des matières organiques en trop grande abondance. Vous en décèlerez facilement la présence en y versant quelques gouttes de chlorure d'or. Une coloration noire de l'eau suspecte révélera aussitôt la présence de nombreuses matières organiques. On peut se servir également du *réactif de Hayer*, qui est d'un prix moins élevé. C'est une solution concentrée de tanin. On en verse 20 grammes dans un verre de l'eau à essayer, et si cette eau vient à se troubler après une heure de repos, c'est qu'elle est à rejeter.

Plus simplement encore on utilisera le permanganate de potasse qui, au contact des matières organiques, perd sa belle coloration écarlate pour prendre une teinte jaunâtre. Quelques gouttes d'une solution faible de ce sel dans une eau riche en matières organiques la décolorent.

On reconnaîtra les eaux calcaires en les additionnant de quelques gouttes d'oxalate d'ammoniaque qui précipiteront les sels de chaux.

Enfin, quelles que soient la provenance ou la qualité de l'eau que vous utiliserez pour la boisson dans les pays chauds, une pratique indispensable et qui d'ailleurs a de la tendance à se généraliser dans toutes nos colonies, c'est de l'épurer.

C'est ainsi que les méthodes les plus diverses ont été et sont encore utilisées pour l'épuration de l'eau. Citons sommairement les plus importantes d'entre elles :

Nous avons tout d'abord la *sédimentation ;* c'est la purification par le repos suivi du décantage. Vous savez qu'on facilite de beaucoup cette opération par l'alunage, procédé très en honneur en Chine pour éclaircir les eaux argileuses. Pour cela on agite pendant quelques instants dans l'eau à clarifier un cristal d'alun ordinaire fixé au bout d'un bambou fendu. L'argile se dépose rapidement sous forme de sous-sulfate d'alumine, entraînant mécaniquement avec elle les germes et matières organiques.

Quant à la filtration, elle est presque universellement pratiquée à l'heure actuelle. Elle a déjà rendu d'immenses services, et il est permis d'attendre du perfectionnement de ses procédés plus encore que ce qu'elle a donné jusqu'ici.

Je n'insisterai pas. Vous connaissez tous le filtre Chamberland à bougies en porcelaine, du système Pasteur, qui retient parfaitement les micro-organismes, et dans lequel la filtration se fait de dehors en dedans sous pression.

Je vous citerai encore les filtres à l'amiante, les filtres au charbon, les filtres à l'amiante et charbon, tels que le filtre individuel Maignen au carbo-calcis, un des plus pratiques pour les troupes en campagne ; l'aérifiltre Mallié à la porcelaine d'amiante ; le filtre Chabrier à la porcelaine et charbon ; le filtre Duff en pierre siliceuse, etc.

On peut improviser d'excellents filtres par divers procédés, et avec différents matériaux dont les plus usités sont le charbon et le sable. Sur le fond d'un tonneau percé de trous, et recouvert d'une étoffe épaisse de laine, on dispose le charbon et le sable par couches successivement alternantes ; le tonneau filtrant est ensuite placé au-dessus d'un tonneau vide où l'on puise l'eau bonne à consommer. La finesse du sable doit être de 5/10 de millimètres et le sable parfaitement homogène; de plus, pour que la filtration se fasse dans de bonnes conditions, il ne faut pas que la vitesse de filtration excède 15 centimètres à l'heure. Il est bon de renouveler de temps en temps la couche superficielle du sable.

Quelle que soit la valeur du procédé de filtration, il faut bien reconnaître que cette méthode d'épuration de l'eau est purement mécanique ; les toxines nuisibles en solution dans l'eau ne sont pas détruites.

Aussi a-t-on recours plus fréquemment et lorsqu'on le peut à des procédés plus scientifiques de stérilisation de l'eau.

Les appareils de Vaillard-Desmaroux sont actuellement utilisés dans certaines casernes de France. Ces stérilisateurs ont un débit de 1.000 litres par heure et présentent l'immense avantage de conserver à l'eau sa composition chimique : gaz en solution, sels — sa saveur et sa digestibilité.

Citons encore les stérilisateurs Geneste-Herscher, les appareils distillatoires Frémont, sans oublier de mentionner, en dernier lieu, la simple ébullition prolongée de l'eau, qui, suivie ou non de l'infusion légère de feuilles de thé, est un excellent moyen de stérilisation. Dans la pratique, l'association de l'ébullition à la filtration donne de très bons résultats.

Enfin il existe d'autres procédés de purification de l'eau par les méthodes chimiques, et qui ont presque toutes pour base l'oxydation des matières organiques par le permanganate de chaux et de potasse ; puis la filtration sur une substance réductrice. Tel est le principe du filtre Trouette au permanganate de chaux et du filtre Lapeyrère à la poudre alumino-calcaire au permanganate de potasse.

Voici la composition de cette dernière poudre :

	grammes.
Permanganate de potasse	3
Alun de soude cristallisé sec pulvérisé	10
Carbonate de soude cristallisé sec pulvérisé	9
Chaux de marbre foisonnée	3
TOTAL	25

Dose moyenne pour 100 litres.

Le filtre Lapeyrère mérite d'attirer quelque peu notre attention, car il stérilise absolument l'eau en détruisant microbes et toxines. Il la rend absolument claire et son emploi est, en somme, des plus simples. La sécurité qu'il offre est parfaite si l'on songe qu'il suffit de 2 milligrammes de permanganate de potasse dans un litre d'eau pour détruire le bacille du choléra en l'espace de quatre minutes. Avec une dose de 13 milligrammes le bacille de la fièvre typhoïde est tué en un quart d'heure. Voici d'ailleurs le procédé :

On verse dans l'eau à stériliser une certaine quantité de la poudre alumino-calcaire au permanganate de potasse, 1 gramme pour 5 à 6 litres d'eau ; l'eau devient de couleur rose violacé et cette couleur doit persister. Une fois la solution bien faite on fait fonctionner le filtre en le suspendant au récipient dans lequel s'est effectuée la stérilisation.

La matière filtrante employée est de l'ouate de tourbe épurée et préparée.

Notez qu'au point de vue pratique pour les troupes en campagne le filtre Lapeyrère présente cependant quelques imperfections. La poudre alumino-calcaire au permanganate de potasse est d'une conservation difficile, son dosage est ennuyeux. Enfin cette coloration rouge qu'elle donne à l'eau peut sembler suspecte aux soldats.

Sans ces légers inconvénients le filtre Lapeyrère se-

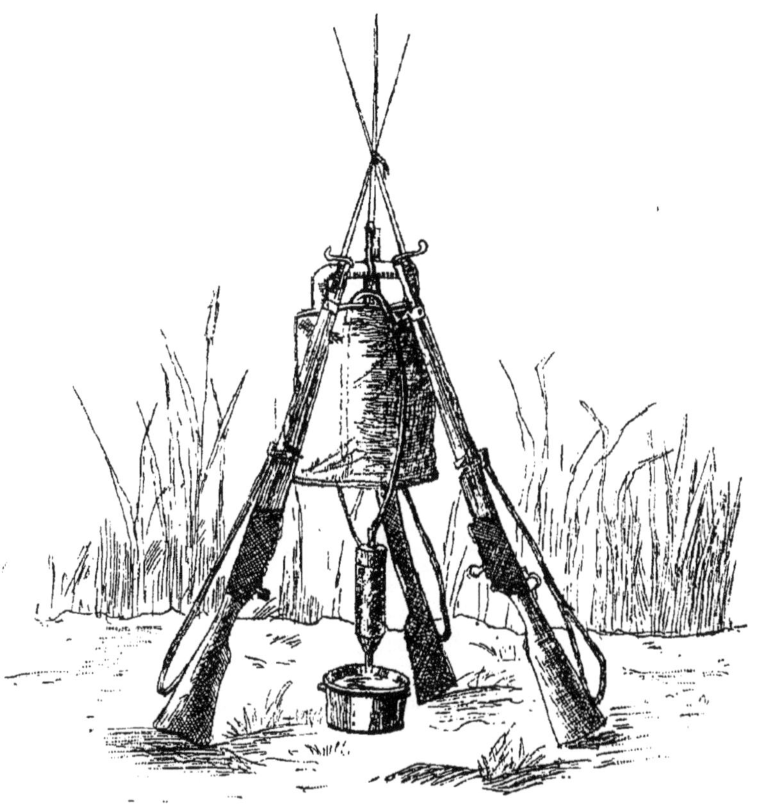

FIG. 43. — Filtre de campagne Lapeyrère.

rait parfait. On l'améliorerait déjà considérablement s'il était possible de convertir la poudre alumino-calcaire en comprimés dosés d'une dissolution facile, et qui seraient conservés à l'abri de l'air et de l'humidité dans des étuis vissés.

Malgré tout le filtre Lapeyrère me semble devoir tenir la première place parmi les filtres de campagne.

A défaut de ce procédé je donnerai la préférence à la pratique de l'ébullition de l'eau. Quoi de plus simple, en somme, que de préparer des infusions légères de thé,

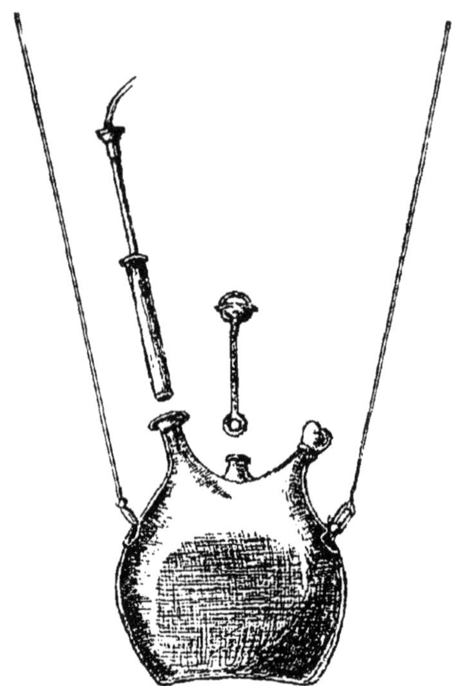

Fig. 44. — Bidon filtre Lapeyrère.

au bivouac le soir, et d'en faire une réserve pour le lendemain après avoir au préalable rempli tous les bidons.

Rien ne prévaudra de sitôt contre ce système que le soldat accepte très bien. Le thé léger refroidi constitue d'ailleurs une excellente boisson, je dis — remarquez-le bien — thé léger, et j'insiste. Il ne faudrait pas, en effet, faire abus de la précieuse feuille en en préparant des infusions trop fortes qui auraient pour inconvénient d'intoxiquer à la longue les soldats par la caféine qu'elle contient dans de très notables proportions.

Enfin et bien qu'il n'entre pas dans le cadre de ces notions pratiques d'hygiène de vous décrire les grands procédés d'épuration chimique de l'eau, je ne puis cependant passer sous silence en terminant cette importante question, les procédés de purification de l'eau par l'air ozonisé à une concentration de 5 à 6 millimètres par litre. D'après les expériences faites à Lille à l'aide des appareils de MM. Marmier et Abraham, sous le contrôle des membres de l'Institut Pasteur dont MM. Roux et Calmette, tous les microbes pathogènes et saprophytes seraient parfaitement détruits par le passage des eaux dans la colonne ozonatrice. Seuls résisteraient quelques germes du *bacillus subtilis* (microbe du foin, inoffensif pour l'homme et les animaux).

XII

L'ALIMENTATION

En abordant la question si intéressante de l'alimentation, je tiens à vous rappeler ce que je vous disais en vous entretenant de la défense de l'organisme contre l'action continue de la chaleur dans les pays intertropicaux.

J'attirais votre attention sur le surcroît de fonction qui est imposé au foie et sur la congestion naturelle de cet organe, amenée par le travail d'élimination des matières combustibles dont l'oxydation dans l'organisme aurait été une source considérable de chaleur. Je vous parlais aussi de la nécessité d'éviter à tout prix toute cause inutile de production de calorique.

Eh bien ! puisque nous savons que les aliments constituent une des sources les plus actives de la chaleur organique, ne nous faudra-t-il pas tout d'abord en fait d'alimentation écarter plus spécialement de notre régime les aliments qui développent le plus de chaleur ?

Cela ne peut raisonnablement être mis en discussion, et n'est-il pas évident qu'il conviendra dès lors :

En premier lieu, de réduire particulièrement les aliments azotés d'origine animale et notamment la chair musculaire ;

Secondement, de réduire plus rigoureusement encore les aliments dits thermogènes et particulièrement les graisses ;

Enfin de proscrire absolument l'alcool.

Il est un fait digne de remarque, c'est que la plupart des peuples d'Orient et de l'Afrique ont empiriquement adopté ce genre d'alimentation, et que, d'autre part, les proscriptions des législateurs religieux de l'Orient contenues dans les lois védhiques, celles de Moïse et de Mahomet — lois qui régissent encore le plus grand nombre des habitants des pays chauds — ne sont autre chose que de très sages règles d'hygiène évidemment dictées par l'expérience.

Il ne semble donc pas inutile, ainsi que je vous le disais à propos de l'acclimatement, de prendre exemple sur les indigènes et de leur emprunter, du moins en partie, les résultats de l'expérience qu'ils ont acquise par atavisme.

Le docteur Treille défend avec beaucoup d'énergie cette opinion.

« Mais d'abord rien de plus juste, dit-il, que de s'enquérir des principes généraux auxquels obéissent les peuples indigènes en matière d'alimentation. Car l'acclimatement, c'est l'indigénat obtenu par rapport au climat ; et puisque tel est le but que se propose l'Européen, la raison naturelle indique qu'il devra se procurer les moyens de l'atteindre en se rapprochant *le plus possible* des procédés héréditairement mis en œuvre par les autochtones. »

Sans aucun doute, c'est là le but à poursuivre ; et ce but, notez-le bien, l'Européen l'atteindra, tout naturellement d'ailleurs, du fait de son implantation dans les zones tropicales. C'est une question de temps. Le genre d'alimentation adopté par les créoles de nos anciennes colonies en est la preuve.

Je n'en demeure pas moins persuadé que si une telle accoutumance peut être acquise par l'espèce, il n'en est pas de même pour l'individu, et je suis d'avis que si

l'indigène a son hérédité, l'Européen, même transplanté,
n'en a pas moins la sienne, et je crois fermement que ce
serait le mettre dans un état de résistance moindre que
de lui faire subir, dès le début de son séjour colonial,
le régime des autochtones.

A mon avis, une bonne alimentation est nécessaire
aux colonies. Et ceci, remarquez-le, a été parfaitement
bien compris des chefs de notre armée coloniale qui ont
accordé à nos soldats dans les pays chauds un régime
ordinairement meilleur et plus varié qu'en France.
D'ailleurs il est un fait, c'est que les officiers, généralement mieux nourris, offrent une plus grande résistance
que les soldats. Et l'on ne peut nier davantage que c'est
toujours dans les postes extrêmes mal ravitaillés qu'on
observe la plus grande morbidité. La dysenterie ne
sévit-elle pas une des premières parmi les maladies
de privations, chez les malheureux qui sont contraints
de vivre d'ignames, de viande ou de poisson salé ?

Et puis, n'y a-t-il vraiment que l'expérience héréditaire qui ait imposé aux indigènes leur alimentation
spéciale ? N'agissent-ils pas aussi quelque peu par ignorance, indifférence ou paresse ? Ne sont-ils pas souvent
misérables, et ne sont-ce pas là autant de causes qui diminuent singulièrement la valeur de la sobriété pasto-
rale de leur régime?

La vérité, c'est que l'alimentation de la plupart des
habitants des pays chauds n'est pas la bonne, et qu'ici
encore il convient de ne pécher par excès dans l'un ni
l'autre sens.

« Les hautes températures, a-t-on dit, ralentissent la
nutrition, et rendent le besoin de réparation moins actif.
Je ne saurais, pour mon compte, trop m'élever contre
cette théorie, et il suffit de voir nos malheureux soldats
au retour d'une campagne pour en comprendre le peu

de portée. En résumé, la moyenne des pertes en azote pour un travail modéré équivaut dans les climats torrides aux pertes provoquées en Europe par un travail intense (1). »

Ainsi s'exprime M. le docteur Laffont, et il a cent fois raison; eh bien! ne faut-il pas avant tout que l'organisme répare ses pertes? Ne faut-il pas qu'il reçoive la ration journalière d'azote et de carbone nécessaire à son entretien et aux réparations de la dépense occasionnée par le travail? C'est là une nécessité que l'on ne peut éluder. Comment donc y parviendra-t-on si l'on réduit à la fois et les quantités de la ration totale, et les quantités d'azote qui y sont normalement contenues? On ne le pourra pas ; et la solution du problème consistera précisément à s'efforcer de présenter à l'organisme européen les éléments indispensables à sa nutrition sous la forme la plus assimilable et la moins nocive dans les pays chauds. Au lieu de demander, par exemple, aux albuminoïdes d'origine animale l'azote indispensable à ceux qui font de grandes dépenses d'énergie musculaire et nerveuse on s'adressera de préférence aux albuminoïdes végétaux. De même, laissant de côté les thermogènes, qui à coup sûr fournissent un grand apport d'énergie, mais peuvent être une surcharge à l'estomac et à l'intestin on recherchera le carbone plus spécialement dans les hydrocarbonés qui développent peu de calorique. On se gardera toutefois de faire un abandon complet de la chair musculaire et de la graisse.

C'est ainsi que les farines riches en gluten, les féculents à légumine ou albumine végétale de digestion facile si nombreux aux colonies ; les œufs, le poisson frais, la volaille, devront donc suppléer en partie la

---

(1) Dr Laffont, *Rapport sur la campagne du Soudan*, 1887, *Archives de Médecine navale*, t. LI.

viande de boucherie dont l'abus entraînerait infailliblement la dyspepsie acide, des fermentations dans l'estomac et l'intestin, enfin la constipation et la tendance aux congestions.

Parmi les aliments d'origine animale, la chair du bœuf et du mouton est celle qui convient le mieux aux Européens. Le porc est à proscrire absolument quand on le peut. On fera bien aussi d'user exceptionnellement de gibier, encore moins de venaison.

Les bouillons de viande légèrement gélatineux sont éminemment recommandables. Ils sont utiles par les éléments peptogènes qu'ils contiennent : gélatine et dextrine qui sont solubles dans l'eau. Rapidement absorbés dans l'estomac, ces éléments favorisent la formation de la pepsine dans les glandes de la muqueuse et, par suite, facilitent la digestion des viandes.

Mais il est un principe de physiologie que l'on oublie trop souvent en cuisine, c'est le suivant : pour que les bouillons aient leur maximum de propriétés nutritives et peptogènes, ils doivent être préparés à des températures inférieures à 100°.

« Pour la préparation de la soupe, il convient que la viande soit mise d'abord dans de l'eau froide et le feu poussé de manière que la marmite entre aussi vite que possible en ébullition. Alors on enlève avec l'écumoire ce qui arrive à la surface de l'eau ; après cette opération il faut ajouter le sel, et le feu doit être ralenti de manière à ne plus produire qu'un léger frémissement dans le liquide (1). »

Les légumes secs, ou desséchés et comprimés, les farines de légumes condensées Tacot peuvent être d'une

---

(1) Instructions données par le Conseil de santé des armées pour la préparation de la soupe du soldat. — D'après Lacassagne.

grande utilité et constituent un bon aliment. Je n'insisterai pas sur l'utilité des légumes frais. Elle est unanimement reconnue, et la création de potagers dans les postes coloniaux est un des premiers soins que prend tout chef soucieux de la santé de ses hommes. La culture des jardins potagers procure d'ailleurs aux soldats de salutaires distractions. On ne saurait trop travailler à favoriser les entreprises de ce genre.

Quant aux fruits, s'ils sont pris en quantité modérée, ils sont d'une digestion facile et réveillent l'appétit ; ils conviennent très bien dans les cas de dyspepsie atonique. Ce sont d'excellents réparateurs minéraux ; mais il ne faut pas oublier que leur abus peut déterminer des désordres digestifs. Leur cuisson et leur association au sucre sous forme de confitures et de compotes les améliorent beaucoup.

C'est là d'ailleurs un excellent moyen d'introduire dans l'alimentation coloniale le sucre, cet aliment si précieux sous les tropiques qu'on pourrait le dénommer l'aliment des pays chauds par excellence.

Aussi les entremets sucrés, les compotes, confitures, conserves de fruits, gelées, etc., pourront et devront même être largement consommés. D'ailleurs, et puisque actuellement grâce à un accord international cet aliment est devenu un article de consommation courante, n'y aurait-il pas un grand intérêt à l'introduire dans l'alimentation du soldat colonial dans de plus fortes proportions ? Ne voit-on pas dans nos colonies sucrières les indigènes travaillant aux plantations fournir un travail considérable en s'alimentant presque exclusivement de sucre, et les Arabes, race énergique et vigoureuse sous son apparente débilité, se nourrir de dattes dont la teneur en sucre est considérable ?

En somme, cet hydrocarboné supplée avantageusement les graisses et l'alcool qui développent beaucoup de chaleur alors que lui n'en produit qu'une faible quantité. C'est un aliment musculaire dynamique de premier ordre convenant à la fois aux organismes qui travaillent et à ceux qui dépensent peu, car il ne laisse pas de résidus.

Les Hollandais en ont expérimenté l'emploi à Java ; les Anglais dans la guerre sud-africaine, les Allemands dans leur armée européenne.

Le docteur Leistenstorfer et le capitaine Steinitzer ont constaté que l'alimentation sucrée augmentait notablement l'énergie musculaire, ainsi que l'activite du cœur.

Que vous dirai-je des conserves ? En user le moins possible est le mieux, car il n'est pas rare qu'elles présentent de sérieux inconvénients. S'agit-il de viande salée par exemple ? On a vu cette dernière provoquer souvent la dysenterie, l'anémie, voire même des accidents de paralysie. En Calédonie ce genre d'alimentation en honneur parmi les mineurs et les colons de la brousse paraît être une des causes de l'hépatite suppurée si fréquente dans ce pays. On doit au poisson salé et plus particulièrement à la morue des empoisonnements dus à un champignon rouge toxique, le *clathrocystis rosea persinica*.

Les conserves cuites de viande, endaubage, cornedbeef, chaud-froid seraient très bonnes ; mais il arrive trop souvent que les boîtes en soient soudées avec de l'étain trop fortement mélangé de plomb. Elles peuvent devenir dans ce cas la cause d'accidents graves d'intoxication saturnine. Il convient donc d'exiger que l'alliage des soudures ne contienne pas plus de 10 p. 100 de plomb. Les viandes séchées, concassées, *carne secca*, les poudres de viande *pemmican, yatasca*, ne sont pas meilleures ; elles provoquent le dégoût et sont d'une valeur alimentaire très contestable.

Enfin les légumes eux-mêmes ne sont pas inoffensifs; beaucoup d'entre eux ont en effet subi diverses préparations, le salicylage, le reverdissage soit à l'aide du sulfate de cuivre, soit par l'addition de sels de zinc et de chaux.

Ecarter systématiquement les conserves de l'alimentation coloniale, et particulièrement de celle du soldat colonial n'est cependant pas chose possible. Il faut donc bien se résoudre à en faire usage. On devra les choisir dans tous les cas avec la plus grande circonspection, rejeter les boîtes suspectes, et recommander *de ne jamais manger les restes des boîtes de viande ouvertes depuis plusieurs heures.*

En partant de ce principe adopté par la plupart des hygiénistes que l'homme qui travaille a besoin d'une ration minima d'azote égale à 25 grammes et de 300 grammes de carbone, je proposerai de fixer la ration du soldat colonial ainsi qu'il suit :

			Azote.		Carbone.	
Pain blanc	900 gr.	00	12	00	250	00
Viande fraîche	300	00	9	00	33	00
ou endaubage	200	00	»		»	
ou lard	200	00	»		»	
ou morue	100	00	»		»	
ou sardines	80	00	»		»	
Légumes frais	100	00	0	31	5	20
ou légumes comprimés	30	00	»		»	
Légumes secs	120	00	5	00	48	00
— pois		»	»		»	
— lentilles		»	»		»	
— haricots		»	»		»	
ou riz	100	00	»		»	
Fromage	15	00	0	72	2	18
Vin	40 cl	00	0	04	18	00
Café	50 gr.	00	0	70	2	00
Thé	9	00	0	10	1	05
Sucre	70	00	»		25	00
Sel	30	00	»		»	
			27	87	384	43

On ajoutera à cette ration 4 grammes d'huile et
8 grammes de saindoux, du vinaigre, 10 centilitres de
vin quininé ; et deux fois par semaine 100 grammes de
confitures.

Enfin il me semble indispensable d'introduire dans
l'alimentation des troupes coloniales des condiments,
tels que la moutarde, le poivre noir, le poivre de
Cayenne ou du piment frais.

L'utilité de ces condiments pour lutter contre l'atonie digestive n'est mise en doute par aucun hygiéniste
colonial. Les épices, en effet, stimulent fortement la
muqueuse stomacale, et favorisent la digestion en sol-
licitant la sécrétion des liquides digestifs. Elles abondent d'ailleurs dans les pays chauds : c'est le safran,
la cannelle, le fenouil, le carvi, la girofle, le curcuma, le
piment, le carry indien, le gingembre, la muscade, etc.,
sans oublier la vanille *(epidendrum vanilla)*, cette

orchidée actuellement cultivée dans presque tous les climats chauds et humides et qui sert à aromatiser la plupart des entremets et des conserves au sucre. Un grand nombre de ces condiments sont largement mis à contribution par les indigènes.

Les conserves au vinaigre peuvent aussi rendre quelques services ; mais il faut soigneusement en prévenir l'abus.

Avant tout, le sel est le condiment de choix sous les tropiques ; aussi faut-il voir avec quelle avidité il est recherché des peuplades africaines qui habitent les régions où il fait défaut, et qui vont parfois l'acheter fort cher jusqu'à la côte où il constitue une marchandise d'échange.

Il est aisé de comprendre l'appétence pour le sel par la déperdition exagérée de chlorure de sodium favorisée par l'abondance de la sudation et qui a pour grave inconvénient de déminéraliser le sang (1). L'importance d'une alimentation riche en sel marin n'échappera donc à personne, d'autant plus que le sel contribue pour une large part à la formation de l'acide chlorhydrique dans les glandes de l'estomac, et relève ainsi l'appétit pour les viandes.

Vous donnerai-je une indication sur le nombre et l'heure des repas ? Cela ne me semble pas d'un intérêt capital. Il est admis que trois repas par jour sont suffisants ; le repas du matin étant composé de café, de thé et d'une petite quantité de pain. Le repas du soir sera moins substantiel et plus léger que celui du milieu du jour.

Il va de soi que le colonial doit pouvoir trouver sur

---

(1) M. le professeur Le Dantec attribue à la déminéralisation du sang une certaine importance dans la genèse de la fièvre bilieuse hématurique.

sa table des aliments variés ; et cette variété, sauf pour quelques pays, on peut la lui donner aussi grande qu'en Europe.

A titre de simple indication et constituant un type de régime dont on doit se rapprocher le plus possible, voici les données indiquées par M le Dr Treille pour constituer l'alimentation rationnelle des Européens :

a) Viande de boucherie : mouton, bœuf, porc, trois fois par semaine ;

b) Œufs ou volaille : quatre fois par semaine ;

c) Poisson, crustacés, coquillages : quatre fois par semaine, associés aux précédentes ou alternant avec eux ;

d) Légumes verts, riz, légumes secs, fécules indigènes, associés aux deux séries précédentes ou alternant avec elles.

Ce n'est pas tout. Aux colonies encore plus qu'en France il est de toute utilité de savoir reconnaître à l'examen la bonne qualité des aliments, qu'il s'agisse en l'espèce d'aliments tirés du règne animal ou du règne végétal.

Par conséquent et tout d'abord l'examen des viandes et des animaux sur pied est indispensable. Or on n'a pas dans tous les postes un vétérinaire ou un médecin pour assurer ce service. C'est donc là, vous le voyez, une notion utile à acquérir.

Ce qui n'a pas moins d'importance, c'est d'être mis en garde contre les dangers que présentent certaines ressources indigènes, aliments inconnus dont l'usage fortuit a plus d'une fois amené de graves accidents, parfois même la mort.

Eh bien ! voyons d'abord quels sont les caractères qui feront reconnaître à un examen quelque peu at-

tentif les animaux malades qu'il conviendra de rejeter pour la boucherie ; je vous parlerai ensuite des aliments toxiques.

Tout animal qui a l'œil triste, larmoyant, les pau-
pières gonflées, la démarche pénible et lente ; qui est
amaigri ; qui a la peau sèche, adhérente aux os, le poil
terne, est suspect, et l'on doit l'examiner avec soin.
Si, au cours de cet examen, vous remarquez que l'animal jette par les naseaux, que sa respiration est pénible, qu'il boit avec avidité et qu'il ne mange pas, c'est
qu'il est malade et vous n'avez pas besoin de pousser
plus loin votre examen. Vous pourrez aussi écarter de
la boucherie tout animal présentant des engorgements
ganglionnaires apparents sur le cou et les membres,
des éruptions sur la peau, des dépilations, des traces
de gales, etc.

On décélera la *ladrerie* du porc à l'examen de la face
inférieure de la langue où l'on verra les *cysticerques*
du ténia qui constituent cette maladie soulever la muqueuse sous forme de nodosités ; le *rouget* par les ta-
ches violettes, dont on constatera la présence sur le
ventre, la gorge et la face interne des cuisses. La *tri-
chine* se reconnaîtra à la présence de petites granula-
tions jaunes de 1/3 de millimètre à 1 millimètre de
longueur dans le tissu musculaire, lorsque l'animal est
livré abattu ; dans le même cas on examinera soigneusement les muscles des bœufs qui contiennent fréquemment le cysticerque du ténia facile à reconnaître avec un peu d'habitude.

Enfin, la chair des animaux malades est molle, terne,
humide, dépourvue de graisse, infiltrée de sérosité san-
guinolente, sans élasticité et souvent d'une odeur forte
et désagréable.

Au contraire on reconnaîtra la viande de bonne qualité aux caractères suivants donnés par les instructions du formulaire des hôpitaux militaires :

« ...La surface externe doit être partout garnie d'une couche de graisse plus ou moins épaisse. A la surface interne, cette couche, qui doit également exister, est plus forte autour du rognon qu'elle enveloppe, à la région dorso-lombaire, et sur les muscles abdominaux.

» Les séreuses sont lisses et l'on voit à travers la transparence de la plèvre la couleur rosée des muscles intercostaux presque entièrement recouverts de graisse.

» La chair musculaire présente à la section transversale une teinte rosée plus ou moins prononcée suivant les races ; elle est ferme, élastique au toucher ; son grain est fin, marbré, *persillé* en terme de boucherie, par suite de la juxtaposition des molécules de graisse, autour des vaisseaux intrafibrillaires ; son odeur est douce et fraîche...

» La moelle des os longs est ferme, solide, d'un blanc mat, légèrement rosé ou jaunâtre. »

La chair des animaux malades, qu'il s'agisse de pneumonie infectieuse, peste bovine, charbon, clavelée, morve, ladrerie ou trichinose, voire même d'affections parasitaires de la peau invétérées, ne doit sous aucun prétexte être livrée à la consommation. L'usage de pareilles viandes est une source d'affections sinon toujours dangereuses, susceptibles tout au moins d'amener une débilitation inutile. Non seulement on rejettera donc la **chair des animaux malades** et surtout des animaux tuberculeux ; mais on n'oubliera pas d'interdire le lait de ces derniers qui transmet presque infailliblement la tuberculose intestinale à l'homme.

On peut impunément, par contre, faire usage du lait

cru de chèvre, animal chez qui la tuberculose n'a pas jusqu'ici été rencontrée.

Nous arrivons maintenant aux aliments toxiques. De quelle nature sont-ils? Comment pourra-t-on prévenir les accidents qu'ils occasionnent? C'est ce que nous allons voir maintenant.

Il existe dans la plupart des mers intertropicales certaines variétés de poissons dangereux susceptibles de produire de véritables intoxications. Ils ont été signalés et décrits par de nombreux hygiénistes coloniaux, et notamment par Fonssagrives, Corre, Nielly, Leroy de Méricourt, et plus récemment encore par M. le professeur Le Dantec.

Bien que la nécessité de connaître ces variétés toxiques n'existe pas pour les coloniaux dont les marchés sont ordinairement approvisionnés par les indigènes, je tiens cependant à vous citer quelques-unes de ces espèces qui provoquent cette affection désignée sous le nom de *siguatère* dans les colonies espagnoles, et qui est déterminée par les poissons vénéneux à l'état frais.

On suppose que le poison est localisé dans les organes génitaux, ce que tendrait à prouver la toxicité plus grande des poissons vénéneux pendant l'été, époque à laquelle les glandes sexuelles offrent leur plus grand volume.

Les principaux poissons vénéneux sont : le tétrodon du Cap ou poisson crapaud, la melette vénéneuse, la sarde à dents de chien, la scorpène rascasse, la scaro catau-bleu, la grande-bécune, enfin le prolung ou cathiaï des Annamites.

Parmi les végétaux comestibles, certaine variété de manioc est susceptible de provoquer des accidents toxiques très graves, tels que vomissements, convulsions, sueurs froides, lipothymie et enfin la mort, et qui sont dus à l'acide cyanhydrique qui prend naissance dans le suc du manioc au contact de l'air.

Les indigènes connaissent les propriétés toxiques du *manioc amer;* ils le débarrassent de ses principes vénéneux, en le râpant, le soumettant à la presse, enfin en l'exposant à l'action d'une température de 100 degrés sur une plaque de fonte où ils l'agitent continuellement.

Certaines variétés d'aroïdées, *gouet, taro, chou caraïbe,* doivent, comme le manioc, être débarrassées de leur principe toxique volatil avant d'être livrées à la consommation. On fera bien de s'en méfier. Les symptômes de l'empoisonnement sont les suivants : nausées, vomissements, vertiges, rire involontaire, ivresse maniaque.

Certaines cucurbitacées, *momordique, bryone, calebasse,* etc.; des solanées, la morelle noire, par exemple, sont utilisées par les indigènes, voire même par les créoles, malgré leurs propriétés toxiques. Il est vrai que ces dernières s'atténuent beaucoup à la cuisson. Il est prudent toutefois pour l'Européen qui ne connaît pas suffisamment les modes de préparation de ces aliments dangereux et au moins superflus de s'en abstenir.

Il ne serait pas inutile que nous examinions maintenant quels sont les médicaments d'occasion qui pourraient constituer une ressource fortuite à l'Européen, voire même lui être nécessaires en certains cas, et qu'il pourra impunément consommer, pour suppléer au défaut des vivres qui entrent ordinairement dans son alimentation normale.

La liste en est longue, et nous allons, si vous le voulez bien, passer en revue les plus importants d'entre eux, en commençant par les aliments provenant du règne végétal. Aussi bien n'y a-t-il guère que ceux-là qui intéressent l'hygiéniste.

L'*agouman*, raisin d'Amérique, épinard doux *(phytolacca decandra)*, de la famille des phytolaccées, est une plante vivace à tiges de couleur pourpre, et dont on mange les jeunes pousses comme les asperges, et les feuilles en guise d'épinards. Les fruits sont vénéneux s'ils sont pris en trop grande quantité.

L'*ambrevade (cujanus indicus)* est une légumineuse dont les graines peuvent remplacer les pois ; on les mange comme ces derniers à l'état frais et à l'état sec.

L'*anacarde (anacardium occidentale)* de la famille des térébinthacées, série des anacardiées, appelé aussi anacardier d'Occident ou acajou à pommes, donne un fruit reniforme ayant le volume d'un gros haricot. Ce fruit surmonte un pédoncule très volumineux qui affecte la forme et le volume d'une poire. Le pédoncule et le fruit en achaine qui le termine sont comestibles. L'amande se mange grillée ; quant au pédoncule, il faut avoir soin de le débarrasser de son écorce qui contient une huile caustique et vésicante.

L'*ananas (ananassa vulgaris)*, de la famille des broméliacées, est un fruit succulent à la chair parfumée, légèrement acidulée et très agréable. Il est indigeste à cause de la nature fibreuse de sa pulpe, et son abus ou son usage intempestif provoquent souvent de la diarrhée.

L'*arachide (arachis hypogœa)* est le fruit d'une petite plante annuelle de la famille des légumineuses papilionacées ; originaire d'Afrique. On en mange la graine qui est contenue dans une petite gousse sèche, spongieuse, fragile qu'on retire de la terre où elle avait

pénétré avec l'ovaire aussitôt après la fécondation. On
retire de cette graine par expression une huile comesti-

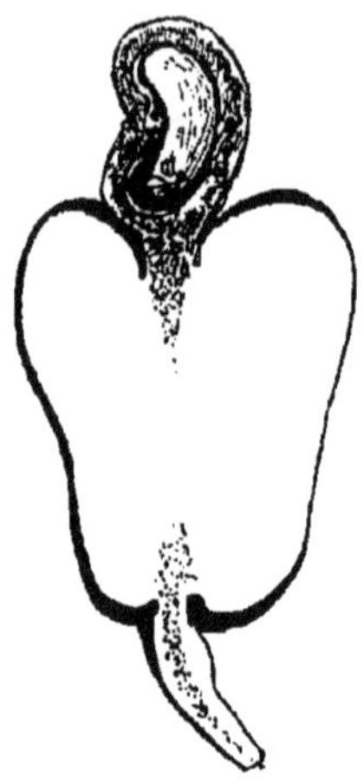

Fig. 45. — Anacardium occidentale.
Coupe longitudinale du fruit et du pédoncule.

ble assez bonne qui peut rendre de nombreux services,
et remplacer au besoin l'huile d'olives.

L'*arbre à lait* originaire de l'Amérique tropicale
(*brosimum utile, palo de vaca*) est un grand arbre de
la famille des ulmacées qui fournit à l'incision de son
tronc un lait végétal dont la composition chimique rappelle celle du lait. Ce lait ne peut constituer qu'une
ressource alimentaire d'occasion. Son usage journalier
provoque des désordres des voies digestives.

L'*arrow-root* est une fécule extraite des rizomes
d'une plante de la famille des zingibéracées, la *ma-
ranta arundinacea*. Cette fécule cuite avec de l'eau
prend une apparence gélatineuse ; elle a de très grandes propriétés nutritives et émollientes, et elle est d'une
digestion très facile. Elle convient admirablement aux
enfants et aux convalescents.

L'avocat, ou *poire d'avocat,* est le fruit du *laurus persea,* de la famille des lauracées, originaire de l'Amérique méridionale. C'est une grosse baie du volume d'une pomme ordinaire, et à peu près de la même forme ; lisse, de couleur vert pâle ou violacée selon le degré de maturité. La pulpe du fruit porte le nom de « beurre végétal » à cause de sa consistance qui rappelle celle du beurre. La saveur en est faible, mais très agréable. C'est un bon fruit qu'on utilise aussi bien comme hors-d'œuvre que comme dessert.

Les jeunes pousses de bambou sont comestibles ; on les cuit à l'eau comme les asperges ; elles constituent pour les Chinois et les Annamites un aliment d'usage courant. Elles entrent même dans la composition des confitures au gingembre.

Tout le monde connaît la *banane,* qui commence à s'importer en Europe, et que l'on trouve actuellement dans les villes importantes sur la plupart des marchés. C'est le fruit d'une haute plante monocotylédone aux longues et larges feuilles engainantes à la tige charnue, le *musa.* Il est constitué par une baie allongée, légèrement courbe, dont l'épicarpe épais se détache facilement à maturité de la pulpe savoureuse et parfumée du fruit.

Il existe de nombreuses variétés de bananiers :

Le *musa sapientium,* qui produit le fruit appelé « figue banane », est l'espèce la meilleure et l'une de celles dont la culture est le plus répandue.

Les autres variétés de bananiers, *musa paradisiaca, corniculata, seminifera,* etc., donnent des fruits beaucoup plus longs que le précédent, à consistance farineuse. On les fait cuire ordinairement avant la maturité, et ils constituent ainsi un bon aliment.

Les propriétés nutritives de la banane sont assez élevées. Sa consommation est très grande dans certaines contrées de l'Afrique où les indigènes en font une espèce de pain qu'ils mangent avec les viandes ou le poisson. Son usage journalier est absolument exempt d'inconvénients ; la digestion en est facile. C'est une ressource précieuse en cas d'insuffisance d'aliments plus substantiels ; mais ce n'est évidemment qu'un pis-aller.

Je ne vous citerai que pour mémoire le *bancoulier* *(aleurites triloba)*, dont le fruit dit *noix de Bancoul* ne saurait jamais constituer qu'une ressource alimentaire très médiocre. Très analogue comme aspect au fruit de notre noyer, la noix de Bancoul, mangée en trop grande quantité, peut provoquer des coliques, voire même un énergique effet purgatif. Il vaut mieux s'en abstenir.

Le *bael (œgle marmelos)*, de la famille des aurantiacées, donne un fruit que l'on mange sous forme de compotes et de conserves ; c'est une ressource appréciable.

Le *baobab (adansonia digitata)*, de la famille des malvacées, est l'arbre géant d'Afrique, que la plupart des noirs considèrent comme un arbre sacré et aux branches duquel ils suspendent leurs gris-gris. La pulpe de ses fruits, le *boui*, connue des Européens sous le nom de *pain de singe*, a une saveur acidulée sucrée et rafraichissante.

La *barbadine*, ou *grenadille*, est une passiflore *(passiflora quadrangularis)* originaire de l'Amérique méridionale. Le fruit volumineux a la forme et l'aspect d'une pastèque ; il est d'une coloration vert pâle. On en mange la pulpe, qui est fraîche, sucrée, acidulée ; et l'albumen gélatineux qui entoure les graines, et qui est d'un parfum pénétrant.

D'autres passiflores exotiques sont également comestibles : *passiflora laurifolia*, pomme liane des Antilles ; *passiflora tinifolia*, maritambour de la Guyane.

Vous parlerai-je du *beurre de karité* ou *beurre de galam*, comme ressource alimentaire ? Ceux d'entre vous qui ont été dans nos colonies d'Afrique ont encore le souvenir vivace de l'odeur nauséabonde de cette graisse végétale. Elle peut cependant être utile ; et je dois avouer qu'il m'a fallu en faire usage au Soudan, et qu'elle n'est pas très mauvaise une fois débarrassée de ses principes âcres volatils.

Le beurre de karité est extrait de la graine du *bassia parkii*, arbre de la famille des sapotacées, originaire de l'Afrique occidentale. Cet arbre est très répandu dans le Soudan français.

Le *cactus*, figuier d'Inde, figuier de Barbarie, raquette, donne un fruit comestible analogue à la figue ; la pulpe en est molle, la saveur douceâtre, un peu acidulée.

La *carambole* est le fruit de l'*averrhoa carambola*. C'est une baie pluriangulaire, de coloration vert pâle, lisse, extrêmement acide à l'état de crudité, à cause de la grande proportion d'acide oxalique qu'elle contient. Aussi les confitures et conserves de caramboles jouissent-elles à bon droit de propriétés antiscorbutiques bien justifiées. L'acidité du fruit disparaît en partie par la cuisson. Les caramboliers sont des arbres de la famille des géraniacées, série des oxalidées, originaires de l'Indo-Chine et des Moluques.

La *caïmite*, fruit du *chrysophyllum caïmito*, arbre de

la famille des sapotacées, originaire des Antilles, est une baie de la grosseur d'une pomme, à la pulpe sucrée et rafraîchissante.

Des balisiers, le *canna edulis* et le *canna coccinea*, fournissent une fécule alimentaire qui sert quelquefois à falsifier l'arrow-root.

Je vous ai déjà entretenu du *chou caraïbe* ou taro, au sujet des aliments toxiques. En principe, il est bon de se méfier de toutes les aroïdées qu'on ne connaît pas parfaitement bien.

La *cerise des Antilles* est le fruit du *byrsonima spicata,* merisier doré ; il est acidulé, astringent et très utile contre la diarrhée.

La *canne à sucre,* originaire de l'Indo-Chine et de l'Archipel malais, est actuellement cultivée dans tous les tropiques. La plupart des créoles ont un goût prononcé pour le sucre et les sucreries dont ils font une très grande consommation, donnant ainsi satisfaction à un véritable besoin alimentaire des pays chauds.

Je ne vous entretiendrai des *citrons,* des limons et des oranges que pour vous mettre en garde contre l'abus de ces fruits, dont l'acidité, surajoutée à celle qui existe déjà normalement en excès dans le milieu stomacal sous les tropiques, peut devenir une cause de troubles digestifs sérieux et même provoquer la fièvre.

Le *cocotier (cocos nucifera)* est un palmier répandu dans tous les pays tropicaux. On le trouve surtout dans le voisinage de la mer. La noix de coco n'a pas grande valeur alimentaire ; à l'intérieur de ce fruit on trouve un albumen blanc solide, d'un agréable goût de noisette, qui tapisse la coque osseuse du noyau et qui contient lui-même dans sa cavité le lait de coco, liquide sucré assez rafraîchissant.

La sommité de l'arbre, de même que celle de la plupart des palmiers, palmier rônier, raphia, aréquier, etc., constitue un mets fort délicat très apprécié, mais qu'on ne consomme que rarement, car l'arbre meurt toujours après la coupe de son bourgeon terminal.

Le *corossol* est le fruit de l'*anona muricata*. C'est une grande baie dont l'écorce verdâtre est recouverte de pointes mousses. Sa pulpe blanche et de consistance butyreuse est d'une saveur agréable et très parfumée.

D'autres anonées comestibles sont d'une consommation courante aux colonies :

La *pomme-canelle (anona squamosa);*
Le *cachiman* ou *cœur-de-bœuf (anona reticulata) ;*
La *cherimole (anona cherimolia) ;*
La *sapotille,* etc.

La *courge-patate (cucurbita pepo)* constituerait, d'après Hæckel, une ressource alimentaire de premier ordre. Une autre espèce de courge qui passe pour une des meilleures, et dont la consommation est le plus répandue, est la *cucurbita moschata.*
Les courges se mangent cuites de préférence ; associées aux viandes, elles sont d'une bonne digestibilité.

Le *dialium guineense,* appelé en Afrique *solomé, monké, soroum,* est un arbre de la famille des légumineuses cœsalpiniées, dont on mange le fruit qui contient une pulpe farineuse à saveur acidulée citronnée très agréable. Les noirs attribuent à ces fruits des propriétés antifébriles.

Le *dattier (phœnix dactylifera)* n'est pas acclimaté

dans toutes les régions chaudes du globe. On ne le rencontre guère en dehors de l'Algérie et de la Tunisie, que dans le Soudan septentrional. Les dattes constituent un aliment incomplet sans doute, mais supérieur à la banane à cause de la plus forte proportion de sucre qu'elles contiennent.

Le *detar (detarium senegalense)*, arbre de la famille des légumineuses cœsalpiniées, produit un fruit qui est une grosse drupe. La pulpe farineuse et verdâtre de ce fruit est très appréciée des noirs ; mais comme une variété de cet arbre donne un fruit toxique, il vaut mieux s'en abstenir.

Les *doliques* sont des plantes herbacées de la famille des légumineuses papilionacées, série des phaséolées, et qui abondent dans nos colonies d'Extrême-Orient. Il serait possible de les acclimater en Afrique, à Madagascar, voire même en Europe où quelques essais ont été tentés d'ailleurs, et où leur introduction rendrait de grands services si l'on songe aux merveilleuses propriétés nutritives de cet aliment.

La dolique à graines jaunes cultivée au Tonkin et en Chine est un petit haricot qui entre pour une grande partie dans l'alimentation des Chinois et des Annamites, qui en font des fromages. Ces fromages constituent sous un petit volume un aliment des plus nutritifs.

Les fécules de doliques, très pauvres en amidon et fortement azotées, sont pour les malades et les convalescents un aliment précieux, reconstituant et se digérant très bien.

On trouve les doliques en Indo-Chine sur tous les marchés indigènes.

Les Chinois et les Japonais obtiennent par fermentation de la graine d'une espèce de dolique, connue sous le nom de *dolique soja*, une sauce de consistance sirupeuse, de couleur brun foncé qui leur sert de condiment pour relever la saveur des aliments.

D'autres variétés de haricots ou de pois sont utilisées dans l'alimentation des pays chauds. C'est au Soudan les *niébés*, petits haricots analogues aux doliques ; les *pois d'angole*, les *pois yeux noirs*, etc.

Le *doundaké*, arbuste de l'Afrique occidentale de la famille des rubiacées, série des cinchonées, fournit un fruit charnu, globuleux, du volume d'une pomme, et de couleur rouge brun foncé qui se vend communément sur les marchés du littoral. Il faut en user modérément, car l'abus provoquerait des vomissements.

Le *durio zibethinus* est un grand arbre de la famille des malvacées originaire de l'Archipel indien dont le fruit à écorce ligneuse contient une pulpe d'odeur alliacée, repoussante au premier abord, et dont la saveur rappelant à la fois celle des légumes, des fruits, de la crème, devient assez facilement familière aux Européens.

L'huile fraîche de l'amande de l'*elœis guincensis*, palmier à huile, est une ressource alimentaire qui, à l'occasion, n'est pas à dédaigner. De coloration jaune orangé, elle a, lorsqu'elle est de fabrication récente, une légère odeur de violettes et un goût agréable. Je puis dire par expérience qu'on s'y accoutume très bien.

Le *gombo*, fruit de l'*hibiscus esculentus* de la famille des malvacées, qui affecte à peu près la forme d'un gros piment, se mange cuit seul ou accompagnant la viande.

Il est très mucilagineux, d'une saveur faible, mais

agréable. Il joue le rôle d'émollient et de rafraîchissant.

La *goyave* ou *poire des Indes*, fruit du *psidium pomi-
ferum*, arbre de la famille des myrtacées, est un des
meilleurs fruits coloniaux, à condition qu'on le mange
cuit et associé au sucre en compotes et en gelées. Crus,
ces fruits sont légèrement astringents, surtout lorsqu'ils
sont un peu verts. Bien mûrs, ils ont une agréable odeur
rappelant beaucoup celle de la fraise, et peuvent alors
être mangés sans inconvénient. Il y a deux variétés de
goyaves, la goyave rouge et la goyave blanche ; leur
forme et leur volume sont ceux d'une poire de moyenne
grosseur.

L'*igname* est une plante de la famille des dioscoréa-
cées, à tige herbacée très haute et grimpante, qui croît
dans presque tous les pays chauds. On en consomme les
tubercules qui sont volumineux ; on les fait bouillir,
griller ou cuire sous la cendre. Ce mets à la fois féculent et mucilagineux est médiocre, mais inoffensif ; on
peut le manger sans crainte à défaut d'autre chose.

Le *jaquier (artocarpus integrifolia)* est un arbre de
grande taille de la famille des ulmacées, série des arto-
carpées. On le trouve dans l'Inde, l'Indo-Chine, aux
Moluques d'où il serait originaire. Le fruit est un gros
fruit composé, très comparable à celui du *mayoré*, et
prenant naissance sur le tronc même de l'arbre ; l'odeur
de la pulpe de ce fruit est repoussante et nauséabonde.
On en mange les graines dont la saveur n'est pas désagréable malgré leur fétidité. Un autre jaquier, l'*artocarpus incisa* ou *arbre à pain*, appelé aussi mayoré,
donne un fruit plus savoureux constitué presque en entier par le réceptacle féculent qui supporte les graines.
C'est là un aliment agréable à saveur sucrée et aroma-

tique, et des plus utiles aux peuplades de l'Océanie et de l'Asie tropicale dans l'alimentation desquelles il entre pour une bonne partie.

La *ketmie acide* ou oseille de Guinée *(hibiscus sabdoriffa)* est utilisée comme tonique et apéritive ; on la mange comme légume et on en fait aussi des conserves et des confitures. C'est une plante de la famille des malvacées, série des hibiscées et dont les feuilles seraient très riches en sels de potasse, ce qui pourrait faire considérer la plante comme reconstituante et tonique.

Le *letchi (nephelium letchi)*, de la famille des sapindacées, donne un fruit dont la grosseur est variable suivant les espèces. Dans la grande espèce, le fruit qui se présente en grappes atteint la grosseur d'une grosse prune. L'écorce rugueuse de couleur rouge se détache facilement à maturité de la pulpe fraîche aromatique et sucrée qu'on a comparée à celle du raisin. C'est un des meilleurs fruits des pays chauds.

Les graminées : *maïs, mil, sorgho, riz*, etc., abondent dans certaines contrées tropicales. Mais il faut bien dire que, si l'on en excepte le riz qui fait la base de l'alimentation de toutes les races asiatiques, d'un certain nombre de races africaines, et dont les Européens d'Indo-Chine et les créoles ont pris l'habitude, la plupart des autres sont délaissées. J'estime que c'est un grand tort. Les populations africaines tirent un grand parti des nombreuses variétés de sorgho, gros et petit mil et du maïs qui vient en abondance dans certaines régions. Les farines de maïs et de sorgho, bien épurées et bien préparées, assaisonnées et mêlées au jus des viandes ou du poisson suivant le mode de préparation du couscous soudanais, constituent une ressource alimentaire très appréciable se digérant parfaitement. Les Européens ont tort de n'en pas tirer un plus grand parti.

L'abricot sauvage des Antilles *(mammœa americana)*, de la famille des clusiacées série des mammées, est un fruit très estimé des créoles. L'écorce et la graine en sont amères ; mais le péricarpe, sucré et aromatique, est savoureux. On en fait des conserves et des boissons.

La *mangue* est considérée par de nombreux coloniaux comme le plus succulent des fruits de la région tropicale. C'est le fruit du *mangifera indica,* grand arbre de la famille des térébinthacées, série des anacardées. Cet arbre serait originaire de l'Asie centrale, d'où il se serait répandu dans toutes les régions tropicales. On le trouve actuellement un peu partout ; mais les bonnes espèces se rencontrent surtout aux Antilles, à la Guyane, à la Réunion. L'écorce verte du fruit a une forte saveur de térébenthine qui persiste dans le mésocarpe lui-même des fruits sauvages. La greffe et la culture améliorent considérablement les fruits du manguier.

Le *mangoustan (garcinia mangostana),* de la famille des clusiacées, est, après la mangue, le fruit qui est le plus estimé dans les pays intertropicaux, où il jouit d'une juste renommée. C'est en effet un fruit extrêmement délicat, d'une saveur très fine. Le péricarpe rouge foncé est excessivement astringent et contient de fortes proportions de tanin. Lorsqu'on l'ouvre, on trouve les graines entourées d'une pulpe albuminée qui constitue la partie comestible du fruit.

Le *manioc (jatropha manihot),* plante de la famille

des euphorbiacées, série des jatrophées, est un aliment dont je vous ai déjà entretenu à propos des produits toxiques des pays chauds. Il est bon, en effet, d'être mis en garde contre les accidents que le manioc peut provoquer. L'espèce toxique est le *manihot utilissima*. Mais si l'on a pris la précaution d'en débarrasser les tubercules des principes nuisibles qu'ils renferment, en les pelant, en les lavant, en les râpant avec soin, puis en en extrayant le suc par expression, enfin par la torréfaction, on peut, dès lors, le considérer comme un aliment non seulement inoffensif, mais précieux. Il se présente, après cette série d'opérations, sous la forme d'une grossière farine formée de petits grains durs et irréguliers. Il porte ainsi le nom de *couac*.

Un peu plus finement pulvérisée et tamisée, c'est la *cassave* chère aux créoles.

Enfin le manioc se présente sur les tables européennes sous une autre forme connue de tous, le tapioca.

Le *néflier du Japon (eriobothrya japonica)* est un arbre de la famille des rosacées, série des pyrées, originaire de la Chine et du Japon et très répandu dans l'Indo-Chine. Le fruit est une drupe globuleuse ayant la forme d'une pomme, d'abord verte, puis jaune quand elle est parvenue à sa parfaite maturité. Il est d'une saveur agréable ; sa chair est à la fois acide et sucrée, légèrement astringente.

Le *néré* ou *nété (parkia biglobosa)*, appelé aussi *café du Soudan*, est un arbre de la famille des légumineuses mimosées, dont les Soudanais consomment la graine torréfiée sous forme d'infusion, ou bien encore sous forme de pâte fermentée, le *kinda*, qu'on mélange au couscous et qui se présente sous forme de tablettes pressées comme celles du chocolat. La pulpe contenue dans la gousse, et délayée dans l'eau en nature ou fermentée, rentre également dans leur alimentation.

L'osouni-fing (plectranthus coppini), de la famille des labiées, existe dans le Soudan français et particulièrement dans le Kaarta, le Beledougou et la région de Segou ; c'est une plante annuelle herbacée dont les racines, comme celles de la pomme de terre, se renflent en divers points de leur trajet en tubercules amylacés. Ces tubercules sont très appréciés des Européens du Soudan. C'est à coup sûr de tous les féculents coloniaux de ma connaissance celui qui rappelle le plus la pomme de terre et particulièrement la pomme de terre nouvelle. Cette plante a été décrite par MM. les docteurs Le Dantec et Boyé.

Son nom est d'origine malinké et peut se décomposer ainsi osou-ni-fing ; il signifie petite patate noire.

Il existe à Madagascar une autre variété de cette plante alimentaire, c'est l'*oumime,* nommée aussi pomme de terre de Madagascar *(plectranthus ternatus),* qu'on a commencé d'acclimater concurremment avec l'osou-ni-fing dans d'autres colonies d'Afrique et en Indo-Chine. L'extension de cette denrée présente un réel intérêt.

Le *papayer (papaya carica),* arbre de la famille des bixacées, vulgairement appelé *arbre à melons* aux Antilles, atteint la hauteur d'un palmier de taille moyenne dont il a l'apparence. Il croît et se propage avec une grande rapidité. Son fruit est volumineux, oblong, piriforme, de couleur verte avant la maturité et jaune après. Il convient de le cueillir avant la maturité complète qui s'achève ensuite.

La papaye se mange cuite ou crue, ou en conserve au sucre. On connaît les propriétés dont jouissent toutes les parties de la plante, grâce au suc laiteux qu'elle contient, d'attendrir les viandes. Le fruit est particulièrement doué de ces propriétés qu'on a comparées à celles de la pepsine. Ce fruit peut être employé avec assez d'avantage comme eupeptique et digestif dans certaines dyspepsies et l'atonie des voies digestives.

La *patate douce (convolvulus batatas)*, de la famille des convolvulacées, constitue une ressource alimentaire des plus appréciables, grâce à son tubercule à la fois farineux et sucré, qui peut, à la rigueur, remplacer la pomme de terre. Les sommités vertes sont mangées en guise d'épinards.

La *passerage (lepidum iberis)*, petite passerage, cresson de savane, est une plante herbacée de la famille des crucifères, à saveur un peu piquante comme celle du cresson. On l'utilise comme ce dernier soit en salade, soit comme garniture autour des viandes ; c'est un bon stimulant de l'estomac.

Le sagou est une matière amylacée extraite de plusieurs variétés de palmiers : *metroxylon, sagu, phœnix farinifera, raphia vinifera, areca oleracea, sagus rumphii*, etc., et aussi de quelques cycadées, *encephalartos, cycas circinalis*, etc.

C'est dans l'intérieur du tronc qu'on recueille le sagou. Pour cela on réduit en poudre la moelle centrale, on la traite par l'eau qui dissout la fécule et la laisse déposer, puis on dessèche pour livrer à la consommation sous des formes diverses. Le sagou ainsi que le salep est un aliment très léger, convenant parfaitement aux convalescents. Le salep est extrait des tubercules de certaines orchidées du genre *eulophia*.

La *sapotille* ou *nèfle d'Amérique (achras sapota)*, de la famille des sapotacées, est une baie charnue de couleur brune à peu près de la grosseur d'une pomme. De même que la nèfle de nos pays ces fruits demandent à mûrir sur la paille. On ne les mange que lorsqu'ils sont blets. Ils ont alors une chair succulente à saveur sucrée. Ces fruits sont très améliorés par la culture.

Le *voandzo (voandzeia subterranea)* est une légumineuse papilionacée, série des phaséolées. On la trouve en Afrique et surtout à Madagascar où sa culture est plus fréquente que celle de l'arachide. Elle a le même usage que cette dernière.

Telle est la liste à peu près complète des ressources alimentaires indigènes dont l'Européen pourra faire usage aux colonies.

Je ne vous parlerai pas des aliments tirés du règne animal. Là-dessus chacun peut être juge après tout. Certains pourront trouver à la chair musquée du caïman, au pied d'éléphant cuit sous la cendre, aux grillades de filet de tigre un charme tout particulier.

L'iguane, paraît-il, constitue un met fort délicat ; la tortue verte est aussi très estimée. On mange le rat-palmiste, le porc-épic, le singe, etc.

J'en passe... La vraie conduite à tenir est, je crois, de ne pas trop s'écarter du type de régime animal que nous suivons chez nous.

J'arrive enfin aux boissons ; et dès maintenant j'attire toute votre attention sur le danger que présente l'ingestion de trop grandes quantité de liquides.

La dilatation stomacale et l'inertie de cet organe, cause de dyspepsie et de diarrhée, en est la conséquence ordinaire. Bien plus encore faut-il se garder de boire en trop grande abondance des boissons glacées ou simplement trop froides lorsqu'on a chaud et que le corps est en sueur. Ici le danger est immédiat. En effet, des accidents très sérieux tels que : vomissements tenaces souvent fort difficiles à arrêter, diarrhée cholériforme, syncope, peuvent survenir à l'occasion d'ingestion intempestive ou exagérée d'eau froide. On a même vu des cas de mort subite provoquée par l'impression stupéfiante du froid, amenant l'anesthésie momentanée des ramifications du grand sympathique.

Toutefois, en dehors de ces conditions spéciales, les boissons rafraîchies par la glace sont hygiéniques lorsqu'on n'en prend pas une trop grande quantité à la fois ; elles ont une action tonique sur l'estomac et favorisent la digestion. Mais il est une recommandation essentielle et que j'aurai garde d'omettre : c'est qu'il est indispensable de boire toujours lentement.

Ceci posé, que faut-il boire dans les pays chauds ? Telle est la question qui se pose d'elle-même à nous dès l'abord.

L'eau est la boisson naturelle du soldat, répond la théorie ; et vraiment c'est la seule réponse qu'on puisse faire à semblable question.

L'eau est en effet la boisson naturelle du colonial ; l'eau épurée, corrigée, rendue inoffensive par les procédés que nous avons passés en revue dans la précédente causerie, mais l'eau pure bien entendue ou à peine aromatisée des quelques feuilles de thé qu'on y aura fait infuser. On pourra boire aussi les eaux minérales faiblement bicarbonatées ; par contre on évitera soigneusement l'abus des eaux gazeuses, qui deviennent facilement une source de dyspepsie.

Cependant au soldat français habitué au vin dès sa jeunesse on pourra délivrer à chacun des repas 20 centilitres de bon vin non alcoolisé. Mais c'est là tout. Cette concession est vraiment la seule que l'hygiène puisse faire au goût héréditaire de notre race pour cette boisson, et au préjugé qui s'y attache. D'ailleurs, à tout prendre, il faut bien avouer qu'à cette dose le vin de bonne qualité n'est qu'un aliment réparateur qui peut n'être pas inutile ; il n'est en tout cas pas nuisible. Mais encore une fois convient-il d'en limiter strictement à cette dose les quantités permises et de proscrire absolument tous les liquides alcooliques d'autre nature.

Le vin lui-même peut devenir un danger dans certaines conditions, lorsqu'il a subi par exemple les opérations du vinage, c'est-à-dire l'addition d'alcools qui y est faite par les commerçants afin d'aider au transport et à la conservation dans les pays chauds, et dont généralement les alcools toxiques font les frais.

Pour remédier à cet état de choses il serait bon de multiplier les envois, de façon que l'opération du vinage pût être évitée dans la mesure du possible. Une grande partie du vin expédié dans les colonies devrait aussi y parvenir en bouteilles. Je ne connais vraiment pas d'autre façon d'approvisionner de vin passable les postes éloignés. J'ai vu ce mode de transport donner les meilleurs résultats au Soudan ; la conservation du vin etait parfaite. Par contre à la Côte d'Ivoire le vin était transporté depuis la côte jusque dans les postes en dames-jeannes. A Toumodi, dans le Baoulé, nous le recevions à l'état d'excellent vinaigre, et à chaque réception nous étions dans l'obligation de le répandre. Le vin de palme ou l'eau étaient les seules boissons possibles dans ces conditions.

De même l'envoi au loin des fûts plus ou moins étanches ne saurait donner de bons résultats. J'ai pu m'en rendre compte en Indo-Chine.

Le seul mode pratique d'expédition du vin dans les postes éloignés reste donc, on ne saurait trop s'en convaincre, l'envoi en caisses de 12 bouteilles qui sont d'un transport très facile, système du Soudan. Les fûts devraient être réservés exclusivement pour les centres et les postes qui en sont rapprochés.

Que dirons-nous maintenant des alcools et des boissons alcooliques aromatisées ?

S'il est en hygiène coloniale une question sur laquelle l'accord des médecins expérimentés soit unanime, c'est bien celle du danger que présentent ces boissons dans les pays chauds.

Je ne saurais donc avec tous mes illustres devanciers, dont plusieurs ont été des maîtres vénérés : les Leroy de Méricourt, les Fonssagrives, les Nielly, les Layet, les Navarre, les Treille, les Kermorgant, les Le Dantec ; je ne saurais, dis-je, que vous répéter cette éternelle vérité : sous les tropiques, l'alcool, c'est l'ennemi de l'Européen.

Il « frappe à la tête et au ventre », a dit je ne sais plus lequel de ces éminents hygiénistes que je viens de vous citer ; et rien n'est plus vrai.

A la tête, en provoquant la congestion cérébrale qui, aggravée par l'action du soleil, peut se compliquer d'accidents mortels par l'excitation cérébro-spinale entretenue par les doses constamment renouvelées du toxique, par les altérations vasculaires entraînant l'insuffisance ou le ralentissement de la nutrition cérébrale, toutes causes de déchéance intellectuelle précoce, de névroses, de l'épilepsie, de paralysies, etc., etc. ;

Au ventre, par l'irritation qu'il provoque sur la muqueuse stomacale où il coagule le suc gastrique, d'où la dyspepsie, la langueur de la digestion, la perte de l'appétit, la dénutrition ; par le surmenage du foie où il est amené dans la veine-porte et brûlé en partie, travail supplémentaire qui, nous l'avons vu à plusieurs reprises, occasionne d'abord la stase des systèmes sanguin et biliaire, d'où la congestion de cet organe ; et plus tard les altérations mêmes de son tissu, cirrhose et dégénérescense graisseuse.

Ainsi donc cerveau débile et boiteux ; perte des sentiments affectifs et de la dignité ; vieillesse et décrépitude précoces, mort prématurée, tel est l'apanage de l'alcoolique lorsqu'il échappe à la folie.

Eh bien ! il est hors de doute que dans les pays chauds l'action de l'alcool se fait plus vivement sentir encore qu'en Europe.

Et cependant, remarquez-le, tout autant que les habitants des pays froids dont le goût pour les liqueurs fortes est bien connu, les indigènes des régions tropicales ont de tout temps recherché, voire même fabriqué l'alcool, sous des formes tellement variées que l'énumération même des boissons alcooliques dont ils font usage est remplie d'intérêt.

D'abord avec les diverses graminées, dont on a préalablement provoqué la germination, on fabrique dans les pays chauds les boissons les plus variées.

C'est, au Soudan, le *dolo*, bière de mil appelée aussi *pombé* en Nubie, *bouja* et *mzir* au Darfour.

La bière de maïs dans l'Amérique du Sud, et dans le même pays le *masato*, la *chicha*, eaux-de-vie de maïs grillé.

La bière de riz, ou *salki*, au Japon. Cette boisson est obtenue par la fermentation du riz sous l'influence d'un mycelium du parasite du riz, *aspergillus oryzæ*.

Les Chinois et les Annamites retirent également du riz par distillation un alcool dont l'usage est fort répandu au Tonkin.

Avec la sève des palmiers on fabrique un peu partout les *vins de palme* : le *nzan* et le *bambou*, à la Côte d'Ivoire ; le *toc*, à Madagascar. L'*arack* malais est obtenu par la fermentation du suc de l'*arenga saccharifera*. Le *legbi* ou *lakmi*, provenant d'un palmier dattier dans l'Afrique septentrionale, est en honneur chez les Arabes en dépit des prescriptions du Coran.

Les vins de palme s'obtiennent par incision ou perforation des troncs de palmiers au-dessous des bourgeons terminaux ; on recueille le vin de palme le matin au petit jour. Lorsqu'elle est fraîchement tirée cette boisson, légèrement sucrée et acidulée, est encore très peu alcoolisée ; à ce moment elle est très agréable et peut être bue sans inconvénients ; mais avant de la consommer les noirs la font fermenter en exposant au soleil, pendant toute la journée, les jarres où on l'a recueillie dès le matin. A la fin du jour cette boisson encore chaude est devenue fortement alcoolique, et provoque une ivresse rapide ; c'est dans cet état que les indigènes en font usage.

A un degré plus avancé le vin de palme présente une odeur et un goût sulfhydrique assez prononcés ; il peut alors provoquer des accidents analogues aux symptômes du choléra.

Avec le suc d'une plante de la famille des amaryllidacées, le *maguey* ou *agave mexicaine*, les Mexicains fabriquent une boisson dont ils provoquent la fermentation alcoolique dans des peaux de bœufs contenant les ferments des opérations précédentes ; cette boisson s'appelle le *pulqué*. De la distillation du pulqué on obtient encore un alcool, le *mezcal (agua ardiente)*.

Les Hindous fabriquent un alcool par la distillation du *bassia latifolia*.

Les Tahïtiens s'adonnent tous à l'ivrognerie du *vin d'orange* qui leur procure une ivresse furieuse. Ils boivent aussi le *kawa*, obtenu par la fermentation de la racine préalablement mâchée du *piper methysticum*, plante de la famille des pipéracées.

Aux Antilles. après le rhum, c'est le *bay-rhum*, macération des baies du bois d'Inde, *myrtus acris* ; le *dram*, vin d'ananas ; la bière de *mabi*, fabriquée avec de l'écorce du *palo mabi*, qui ont la faveur des indigènes.

Les Indiens du Sud-Amérique font aussi fermenter, pour en tirer de l'alcool, le manioc et la patate douce.

Les Arabes font une bière de chanvre.

Enfin en Egypte, en Asie Mineure on consomme le *raki* ou *mastic*, qui n'est autre chose qu'un alcoolat de la résine du lentisque.

Vous voyez que les peuples indigènes des pays tropicaux n'ont pas attendu que nous leur apportions l'alcool pour en tirer eux-mêmes de tout ce qu'ils ont pu soumettre à la fermentation ou à la distillation, poursuivant en cela la satisfaction du réel besoin qu'ils semblent avoir toujours eu des spiritueux.

D'où provient donc cette appétence de l'alcool sous les tropiques, qui fait que trop souvent l'Européen lui-même succombe à la tentation des boissons alcooliques aromatisées glacées ?

Il est essentiel, avant tout, de bien étudier ce problème si l'on veut arriver à le résoudre.

Les causes en sont diverses ; et tout d'abord il convient de ne pas oublier que, contrairement à ce que l'on a prétendu, les pertes de l'économie en azote sont bien plus élevées dans les climats chauds que dans nos climats tempérés.

Dans ces conditions l'accablement provoqué par la chaleur, le sentiment de fatigue, de lassitude qui s'ensuit poussent à l'usage des boissons alcooliques qui sont celles qui désaltèrent le mieux tout en réveillant l'activité. C'est donc, on peut l'admettre, un besoin physique assez comparable à celui de l'homme qui travaille avec une alimentation insuffisante, qui entraine l'Européen à l'usage des boissons alcoolisées.

Et puis, ce n'est pas tout. La monotonie de l'existence, le sentiment de tristesse qui se dégage des choses étrangères ou hostiles de l'entourage, le besoin de sociabilité encore accru par l'éloignement, le conduisent tout naturellement au café, au cercle, le seul endroit où il puisse se retrouver avec des compatriotes, échanger des idées, se délasser en jouant et en fumant, mais en s'alcoolisant aussi lentement. « Le seul moment de réconfort, la seule heure ou tout s'oublie, c'est l'heure de l'absinthe ! (1) »

Voilà les vraies raisons qui poussent une grande partie de la population blanche à la fréquentation des cafés ; le danger est d'autant plus grand qu'elles répondent d'une part à un besoin physiologique ; et d'autre part il faut bien reconnaître que c'est une des aspirations les plus légitimes de l'homme civilisé, l'instinct de sociabilité, qui crée l'occasion.

Que reste-t-il à faire à l'hygiéniste devant la question ainsi posée ? Sera-t-il désarmé ?

Pas le moins du monde. Laissant de côté, pour l'instant, le côté social du sujet sur lequel j'aurai l'occasion de revenir, voyons tout d'abord comment il nous sera possible de suppléer à l'action physiologique qu'on recherche dans l'alcool ; car il faut bien après tout, puisque en pareille matière nous admettons qu'il s'agisse de la satisfaction d'un besoin, ne pas se présenter les mains vides.

C'est le moment de vous entretenir d'une série d'aliments spéciaux dont l'effet physiologique est assez comparable à celui de l'alcool, à l'ivresse près, et toutes les conséquences funestes de celui-ci : les aliments d'épargne.

____

(1) Treille, *loc. cit.*

Un hydrocarboné très voisin de l'alcool, le sucre, peut avantageusement le remplacer comme aliment musculaire, nous l'avons déjà vu. Donc en associant les boissons sucrées aux aliments dits d'épargne qui excitent l'énergie nerveuse, on aura résolu la question.

Les aliments d'épargne, aliments dynamogènes, ou « aliments nerveux », selon l'expression de Mantegazza, sont des stimulants antidéperditeurs.

Vous les connaissez pour la plupart.

C'est le thé, le café, le cacao, la noix de kola, la coca, le maté ou thé du Paraguay, etc. Leur action physiologique est à peu près identique ; ils doivent pour la plupart leur valeur hygiénique à la caféine, la théobromine et au tanin ; ils soutiennent les forces, calment la faim et la soif. Aussi quelques-uns d'entre eux passent-ils près des indigènes pour être d'essence extra-terrestre. Les Péruviens avaient autrefois divinisé l'arbuste à coca ; et l'on sait que, chez les Arabes, il est de croyance populaire que l'archange Gabriel remit lui-même au Prophète la précieuse graine du café cueillie pour lui dans les jardins célestes.

Quoi qu'il en soit de leur origine, les aliments d'épargne constituent pour l'Européen sous les tropiques une inestimable ressource par la résistance qu'ils lui donnent à la fatigue.

C'est en se basant sur les propriétés de la noix de kola que M. le professeur Heckel a utilisé cet excellent produit, en créant sa ration dite accélératrice sous forme de biscuits à la kola.

Ainsi donc le sucre et les aliments d'épargne, tels sont les agents alimentaires dont l'action physiologique est identique à celle de l'alcool comme aliment musculaire et comme aliment nerveux.

Et ne croyez pas qu'on puisse les taxer d'infériorité

sur celui-ci ; car il n'en est rien. D'ailleurs, leur emploi exagéré est loin d'être, notez-le bien, sans inconvénients. La culpabilité du thé ou du café n'est plus à mettre en doute, pour peu qu'on en abuse, à l'occasion de l'apparition de certains troubles nerveux, de palpitations et de phénomènes d'angoisse ; voire même d'angine de poitrine.

Je ne vous en dirai pas plus long sur la question des habitudes alcooliques aux colonies. Au surplus, pourquoi insisterais-je davantage ? La preuve est faite depuis longtemps de ce que j'avance et je ne prêche, je le sais, que des convaincus.

Cependant je ne veux pas terminer sans vous dire encore une fois toute l'importance qu'ont attachée à ce principe d'hygiène les médecins de tous les pays, Corre, Annesley, Sachs, Scowell Grant, van Leent, Manson, Le Dantec, Treille. « L'alcool n'agit pas seulement sur les dispositions morales, dit ce dernier ; si ce n'était que son seul mode d'action, il est probable que son culte n'aurait que des impénitents. Les arguments moraux ont bien peu de prise sur les habitudes. Mais dès qu'il s'agit de la santé physique, quand la mort est possible, probable, il y a plus de chances d'être écouté.

» Or aux pays chauds l'alcool se rencontre comme cause prédisposante dans toutes les maladies endémiques. Sur ce point tous les auteurs de pathologie exotique sont unanimes. Dans les épidémies, les intempérants sont les premières et les plus sûres victimes. »

XIII

HYGIÈNE ADMINISTRATIVE

J'aborde aujourd'hui devant vous l'étude de l'hygiène des agglomérations, hygiène publique, assistance publique, police sanitaire, etc., toutes questions intéressantes au plus haut point et qui touchent de près le colonial, quel qu'il soit, colon ou fonctionnaire.

Les officiers coloniaux eux aussi, et beaucoup plus qu'on ne saurait le penser, sont appelés à mettre en application les notions d'hygiène pratique d'ordre administratif.

C'est en effet le commandement seul qui a le pouvoir d'assurer l'exécution des mesures proposées par le service de santé, que ce soit en matière d'hygiène proprement dite, ou bien au sujet de la prophylaxie des endémies ou des épidémies coloniales. C'est à lui qu'incombe la direction de ces mesures.

C'est encore lui qui donne les instructions, qui fait les prescriptions pour la disposition, l'aménagement des agglomérations humaines, qu'il s'agisse en l'espèce de postes à établir, de centres à créer, voire même de villes entières à fonder et à faire prospérer par la suite.

Or, à mesure que les endémies coloniales, que les épidémies elles-mêmes perdent peu à peu le caractère de mystère dont elles s'étaient entourées naguère : à mesure que se déchire de plus en plus le voile qui les masquait, et que, grâce aux découvertes de la science moderne, la genèse des affections tropicales nous appa-

raît sous un jour tout nouveau, un devoir impérieux
s'impose aux dirigeants, celui de modifier, de réformer
au besoin dans le sens des nouvelles découvertes les
mesures de protection et de défense dont ils ont la
charge d'assurer l'exécution, comme il leur appartient
aussi de donner une sanction aux infractions com-
mises.

Aussi l'étude de l'hygiène des agglomérations ne
saurait-elle nous être indifférente. Je vous présenterai
la question d'une façon générale ; car, après tout, il
est bien certain que les mesures à prendre en hygiène
publique ne sauraient varier dans leurs applications,
qu'il s'agisse d'une ville importante ou d'un simple
poste militaire. Ce n'est, passez-moi l'expression, qu'une
question de plus ou de moins.

La ville, on l'a souvent dit, peut être comparée à un
être organisé vivant, qui s'alimente, respire et rejette
loin de lui le produit de ses excrétions, qui a des fonctions en un mot et qui souffre si ces fonctions s'exécu-
tent mal.

Pour que l'être collectif que constitue toute agglomération humaine soit bien portant, il faut donc que
l'équilibre de ses fonctions physiologiques soit parfait,
et qu'elles s'accomplissent normalement comme celles
de l'homme en bonne santé. C'est là une condition nécessaire, impérieuse même ; mais il convient de dire
que c'est aussi la condition suffisante. Il n'en faut pas
davantage.

Des aliments de bonne qualité, et en quantité suffisante ; un air pur circulant librement et suffisamment
renouvelé ; une eau claire et exempte de souillures en
grande abondance ; enfin une large et facile évacua-
tion des excrétions, et la collection humaine se porte
bien.

Mais si, bien au contraire, pour une raison quelconque, une seule de ces fonctions essentielles vient à mal s'accomplir. Si, par-dessus tout, les déchets de la vie, les produits usés, incomplètement entraînés au loin séjournent dans la ville, alors c'est l'infection du sol, la souillure de l'eau, la viciation de l'air ; alors la ville est malade. Et les maladies des villes, vous les connaissez, ce sont les épidémies ; c'est le choléra, la dysenterie, la fièvre typhoïde, la peste.

Eh bien ! quels sont les enseignements qui dérivent de l'expérience souvent cruellement acquise en pareille matière ?

Le premier, c'est que pour fournir à la ville des aliments de bonne qualité il conviendra d'exercer une surveillance étroite sur les agriculteurs indigènes, sur les abattoirs et sur les marchés.

Or que voyons-nous se passer journellement sous nos yeux en Indo-Chine, et dans la plupart des colonies ? La stercoralisation systématique des jardins potagers, utilisée comme moyen de culture intensive des légumes par les indigènes.

Comment se peut-il qu'une pareille aberration subsiste encore à l'heure actuelle, où nous connaissons si bien les dangers d'une telle pratique ? Vraiment, j'ai peine à comprendre que la répression sévère de cette coutume ne soit pas encore intervenue dans des pays où l'endémicité périodique du choléra aurait cependant pu éclairer les pouvoirs publics.

Il faut bien se le dire pourtant : l'épandage, sous quelque forme qu'il soit pratiqué, constitue un danger permanent ; il faut à tout prix le proscrire, le réprimer, le punir de façon exemplaire.

Les tueries indigènes devront de leur côté sinon dis-

paraître, au moins être surveillées de très près de même
que les marchés ; enfin le contrôle des viandes aux
abattoirs devra être tel que toute fraude devienne impossible.

Le second de ces enseignements, c'est que pour assurer la bonne circulation d'un air pur dans une ville
coloniale, il est indispensable tout d'abord que l'orientation des rues soit bonne ; que ces dernières soient
larges, d'une largeur telle que les rayons solaires puissent avoir accès, au besoin, dans les pièces des rez-de-
chaussée ; car il faut bien reconnaître, en somme, que
l'insolation directe, si la ventilation est bien assurée,
vaut tout autant que l'ombre dans l'air confiné et sur-
chauffé.

Et puis, il est une autre exigence des villes coloniales,
c'est qu'on puisse y faire au moins quelques plantations, sans toutefois tomber dans l'abus des premiers
temps de notre colonisation. Or si en Europe on admet
comme principe primordial d'hygiène que la surface
non bâtie ne doit pas être inférieure à la surface bâtie,
aux colonies, vous l'admettrez bien, il est indispensable que cette dernière lui soit inférieure ; et cette exigence, dans une ville coloniale hygiénique et vraiment
digne de ce nom, on devra l'étendre aussi aux quartiers
indigènes. Les voies urbaines seront munies de trottoirs
à légère inclinaison vers la chaussée, laquelle sera toujours revêtue de pavage, d'asphalte ou d'un macadam
soigné, bien cylindré à la vapeur assurant l'imperméabilité jusqu'à la bordure du trottoir. Le macadam fait,
il est vrai, de la boue quand il pleut, et de la poussière
par temps sec. On sait que l'arrosage au pétrole ou le
revêtement au goudron feront disparaître ces inconvénients.

Pour ce qui a trait à la qualité et à l'abondance de l'eau les enseignements tirés de l'expérience peuvent se résumer ainsi : l'absolue nécessité de la captation des sources au loin, quand c'est une chose possible ; de l'épuration de l'eau dans le cas contraire ; enfin de sa circulation à travers la ville dans un large réseau de canaux bien conditionnés.

Or, en ce qui concerne les indigènes, le but à atteindre dans cet ordre d'idées est de les *empêcher* de boire de mauvaise eau ; et pour cela je ne vois vraiment pas d'autre moyen que de leur en *procurer* de bonne. Ainsi donc apparaît la nécessité de faire circuler dans les quartiers indigènes de bonnes canalisations, et d'y installer les fontaines publiques, où les natifs pourront puiser au gré de leurs besoins, et suivant les circonstances, soit de l'eau de source soit de l'eau purifiée par les grands procédés de stérilisation par l'ozone à l'aide par exemple des appareils de MM. Marmier et Abraham.

Enfin le dernier et le plus profond de ces enseignements qui se dégagent pour nous des écoles faites assez péniblement parfois, c'est lorsqu'il s'agira des détritus et des matières usées :

1° D'en assurer la sortie de la ville par les voies les plus rapides ;

2° De les transporter le plus loin possible ;

3° D'en provoquer la destruction ou la transformation dans les plus brefs délais.

Un service de voirie bien organisé, puissamment aidé par la surveillance active de la police municipale, assurera l'enlèvement des ordures ménagères dans des tombereaux couverts. D'un autre côté, l'établissement d'égouts portant au loin les eaux usées est indipsensable si l'on veut éviter la souillure du sol.

Et notez bien ceci, c'est que toute cette canalisation souterraine, tuyaux de drainage, conduites d'amenée d'eau potable, réseau d'égouts, c'est là le premier travail qui s'impose dans la création d'un centre après le tracé des rues. Qu'importe que les maisons ne soient pas encore bâties. On n'en saura que mieux lorsqu'on les construira comment les approvisionner d'eau, et dans quel sens orienter les canalisations d'écoulement des eaux ménagères.

Car on ne saurait plus désormais dans aucun cas, vous le comprenez, tolérer le déversement de ces dernières sur la voie publique, dans les rigoles qui bordent les trottoirs.

Donc plus d'ignobles et baveuses gargouilles, mais des égouts partout où l'agglomération suffisante des habitants pourra permettre de prévoir pour cela la dépense nécessaire.

Dans le cas contraire les eaux ménagères devront tout au moins être déversées dans des récipients qui seront enlevés chaque matin en même temps que les tinettes du service des vidanges.

S'il est un produit dont l'enlèvement rapide soit d'un intérêt capital, c'est bien le produit des vidanges : « L'homme n'a pas de pire ennemi que ses propres déjections », a dit un hygiéniste distingué. L'on voit encore cependant dans certaines de nos colonies, et cette ville (1) en est un exemple, les tinettes séjourner plusieurs jours dans les habitations sans y être renouvelées. Que penser d'un pareil procédé dans un centre où la fièvre typhoïde sévit annuellement à l'état endémique ?

Arrivés au dépotoir situé loin de la ville à une distance soigneusement fixée par une sage réglementa-

---

(1) Nouméa.

tion, les détritus débarrassés des matières impropres qui seront brûlées doivent être entassés dans des fosses étanches à fumier, où elles se transformeront en engrais. Les matières fécales, d'un autre côté, seront désinfectées soit à l'aide du sulfate de cuivre ou de fer, soit par l'huile lourde de houille, puis incorporées ensuite de façon intime à la terre. Elles pourront dès lors être utilisées sans inconvénient sous forme d'engrais ou de compost.

Dans le même ordre d'idées, il importera de réglementer sérieusement la police sanitaire des animaux, l'enlèvement, l'enfouissage des animaux morts, la surveillance des ateliers d'équarrissage, etc.

Dans tous les cas des amendes sérieuses devront sanctionner les infractions aux règlements.

Ai-je besoin de vous rappeler en dernier lieu les mesures d'utilité publique qui ont pour but de protéger les habitants d'un centre des infections transmises indépendamment de la voie alimentaire, de la contamination du sol, ou de la viciation de l'air atmosphérique, c'est-à-dire des maladies propagées par les moustiques : le paludisme, la fièvre jaune, la filariose et peut-être aussi la lèpre et la peste ?

Je ne crois pas utile de revenir actuellement sur tout ce que je vous ai dit en vous entretenant de la prophylaxie du paludisme ; mais j'estime que j'ai le devoir de vous citer, puisque nous parlons maintenant d'hygiène publique, une merveille de prescription hygiénique et prophylactique conçue et mise à exécution avec tout le génie éminemment pratique des Américains.

C'est, d'une part, l'ordre général n° 6 du 21 décembre 1900 du major-général Word, et, d'autre part, la circulaire n° 5 du 27 avril 1901 du même officier général.

Je ne puis mieux faire que de vous citer ici *in extenso* :

« *Ordre général n° 6 du 21 décembre 1900.* — Le chirurgien en chef du département, ayant rendu compte qu'il est maintenant bien établi que la malaria, la fièvre jaune et la filariose sont transmises par les piqûres de moustiques, les précautions suivantes seront prises pour protéger les troupes des piqûres de ces insectes :

» 1° Emploi général de moustiquaires dans toutes les casernes et spécialement dans les hôpitaux ; on les emploiera également en campagne quand la chose sera praticable.

» 2° Destruction des larves au moyen de pétrole versé sur l'eau où elles se sont produites.

» Le moustique ne vole jamais loin ; lorsque le vent souffle, il cherche un abri et dépose sa semence dans les tonneaux, seaux, trous de poteau, vieux ustensiles, puisards et mares sans écoulement. L'adjonction d'une once de kérosine (pétrole) pour chaque pied carré deux fois par mois détruira non seulement les jeunes, mais aussi les femelles adultes qui viennent déposer leurs œufs.

» L'eau des citernes et des réservoirs n'est pas rendue ainsi impropre à être bue ou à être employée pour laver, à la condition d'être soutirée par en bas et non puisée à la surface.

» Pour les puisards ou mares ayant un caractère permanent, le meilleur remède est de les drainer ou de les combler.

» Le département fournira le pétrole nécessaire. »

« *Circulaire n° 5 du 27 avril 1901.* — Les expériences faites récemment à la Havane par le département médical de l'armée ayant prouvé que la fièvre jaune comme la malaria sont transmises principalement et probablement exclusivement par les piqûres des moustiques contaminés, il y a lieu d'apporter des modifications aux mesures prophylac'iques concernant cette maladie, ainsi qu'à son traitement :

» 1° Afin d'empêcher la reproduction des moustiques et de protéger les officiers et les hommes contre leur piqûre, les dispositions de l'ordre du 21 décembre 1900 seront soigneusement observées surtout en été et en automne.

» 2° En ce qui concerne la fièvre jaune, l'infection d'une chambre ou d'un bâtiment signifie qu'ils contiennent des moustiques contaminés ; c'est-à-dire des moustiques qui se sont nourris sur des malades atteints de la fièvre jaune. La désinfection doit donc consister en mesures destinées à détruire ces moustiques.

» La mesure la plus efficace consiste en fumigations de soufre, d'aldéhyde formique ou de poudre insecticide.

» Les vapeurs de soufre sont l'insecticide le plus rapide et le plus efficace, mais elles ont des inconvénients. L'aldéhyde formique gazeuse est très efficace à la condition que les chambres contaminées puissent être fermées hermétiquement pendant deux ou trois heures.

» La fumée de poudre insecticide est aussi très utile; elle engourdit les moustiques qui tombent à terre et peuvent alors être rapidement détruits.

» *Il n'est pas nécessaire de laver les murs, planchers, plafonds et ameublements.*

» 3° Comme il a été démontré que la fièvre jaune ne peut être transmise par la literie, les vêtements, les effets et bagages, ces objets n'ont pas besoin d'être soumis à une désinfection spéciale. Il y a lieu cependant de ne pas les enlever d'une chambre contaminée sans les avoir fumigés à l'aldéhyde formique, de façon qu'ils ne puissent abriter des moustiques contaminés.

» Il n'est pas nécessaire d'isoler les médecins soignant les malades atteints de la fièvre jaune ; ces médecins peuvent soigner d'autres malades et fréquenter en toute sécurité pour la garnison des personnes non immunisées.

» 4° L'infection des moustiques a le plus de chance de se produire pendant les deux ou trois premiers jours de la maladie. Les cas ambulants, c'est-à-dire les malades qui ne le sont pas assez pour s'aliter, et qui restent quelque temps sans être soupçonnés ni protégés, sont probablement la cause principale de l'extension de la maladie. Il est donc essentiel que tous les cas de fièvre soient isolés de suite, et soient protégés de façon qu'aucun moustique ne puisse accéder auprès d'eux jusqu'à ce que la nature de la fièvre soit positivement déterminée.

» Chaque poste doit avoir une salle de réception pour l'admission de tous les cas de fièvre, et une salle d'isolement pour le traitement des cas qui sont réellement la fièvre jaune.

» Chacune de ces salles doit être mise à l'abri des moustiques au moyen d'un treillage en fil de fer sur les fenêtres et les portes. Un plafond de même nature doit être placé à 7 pieds au-dessus du sol et l'on doit mettre des moustiquaires au-dessus des lits.

» Il ne doit y avoir aucun endroit dans lequel les moustiques puissent se réfugier qui ne soit accessible à l'infirmière.

» Les deux salles peuvent être dans le même bâtiment à la condition d'être séparées par une cloison que les moustiques ne puissent traverser.

» 5° Toutes les personnes venant d'une localité contaminée dans un poste militaire doivent être gardées en observation pendant cinq jours — comptés à partir de la date à laquelle la contamination a été possible — dans un camp spécial ou chez elles. Leur température doit être prise deux fois par jour pendant la période d'observation de façon que celles chez lesquelles la fièvre jaune se déclare puissent être mises en traitement dès le début de la maladie.

» 6° La malaria étant comme la fièvre jaune communiquée par les piqûres de moustiques, cette maladie est tout aussi contagieuse que la fièvre jaune et demande les mêmes mesures de protection contre les moustiques.

» *Si l'on admet que les moustiques restent dans le voisinage du point où ils sont nés, ou en tout cas ne voyagent pas beaucoup, la présence prolongée de malaria dans un poste indiquerait un manque de soin et de diligence de la part du chirurgien et du commandant dans l'application de l'ordre général du 21 décembre précité.*

» 7° Il est encore rappelé aux chirurgiens qu'il est absolument nécessaire dans tous les cas de fièvre jaune de garder dès le début une carte complète des pouls et températures des malades, car une telle carte est le meilleur guide pour un diagnostic correct et un traitement approprié. (1) »

A la suite de ces mesures prophylactiques, le résultat dépassa les espérances, et les Américains virent à Cuba la fièvre jaune diminuer et disparaître enfin presque entièrement de la colonie en 1902.

Ces données nouvelles furent vérifiées un peu plus

---

(1) In *Annales d'Hygiène et de Médecine coloniales.*

tard par une mission française instituée par une loi du 12 juillet 1901. Elle était composée de MM. Marchoux, Salimbeni et Simond, et placée sous la direction scientifique de l'Institut Pasteur.

Les conclusions du rapport de cette commission ont été conformes aux observations des Américains.

Elle concluait notamment que :

« 16° Ainsi que l'ont prouvé Reed Carroll et Agramonte, la fièvre jaune est produite par la piqûre du stegomya fasciata. (1) »

Désormais l'élan était donné dans ce sens; l'illustre professeur Laveran avec toute l'autorité qu'on ne saurait lui contester en pareille matière écrivait :

« Les progrès de nos connaissances en ce qui concerne le mode de diffusion du paludisme et de la fièvre jaune pourront exercer sur la situation sanitaire de notre colonie du Sénégal l'influence la plus heureuse, si l'administration veut bien tenir compte de ces progrès et adopter les nouvelles règles de prophylaxie qui ont déjà fait leurs preuves sur d'autres points du globe. »

Ces paroles ont été entendues. M. le gouverneur général de l'Afrique occidentale française contractait bientôt un emprunt de 65 millions, avec la garantie de l'Etat, pour l'assainissement du Sénégal.

Enfin l'Académie de médecine, vous le savez, a elle-même émis un vœu pour l'adoption des nouvelles mesures prophylactiques.

Mais il ne suffit pas, vous le concevez bien, en matière d'hygiène, d'édicter des prescriptions. Encore est-il nécessaire que tout un service spécial soit organisé

---

(1) Rapport de la commission française pour l'étude de la fièvre jaune. (*Annales d'Hygiène et de Médecine coloniales*.)

dans le but de provoquer, d'élaborer et de faire appliquer les mesures sanitaires avec au besoin l'appui des sanctions pénales les plus sévères.

Or, il faut bien le reconnaître, les services d'hygiène sont encore à l'état rudimentaire dans nos colonies. Il existe bien, je le sais, des commissions d'hygiène qui fonctionnent de temps à autre, et particulièrement au moment de l'apparition des épidémies. Mais on ne peut que regretter qu'on n'ait pas encore songé à créer un service spécial dont les agents n'auraient d'autre raison d'être comme aussi d'autre rôle que de s'occuper des questions d'hygiène et de salubrité publique *à l'exclusion formelle de toute autre fonction.*

Et ne croyez pas qu'il s'agirait là d'une sinécure. Bien au contraire ; je vous en donnerai bientôt la preuve.

A la tête du service d'hygiène et de salubrité publique se placerait tout naturellement le directeur de la santé qui aurait sous ses ordres les médecins détachés à ce service spécial, à l'exclusion, je le répète, de toute autre fonction.

Car il est aisé de comprendre, en somme, que les préoccupations du service médical des hôpitaux ou des troupes ne sauraient laisser aux médecins sanitaires les loisirs suffisants pour qu'ils puissent s'occuper efficacement de leur œuvre.

Les médecins sanitaires seraient assistés par un personnel d'agents subalternes dont certains seraient assermentés et pourraient verbaliser au même titre que les agents des polices municipales parmi lesquels on pourrait d'ailleurs les recruter. Ces derniers seraient divisés en un certain nombre d'équipes réparties par quartiers dans les villes.

Les médecins sanitaires auraient pour fonctions :

1° D'assurer le service d'un dispensaire pour indigènes où des consultations journalières et des médicaments seraient distribués aux indigènes ;

2° De pratiquer la vaccination et la revaccination ;

3° D'assister dans les conseils sanitaires les commissions d'hygiène, les commissions d'inspection, etc., le directeur du service de santé ;

4° De faire exécuter les mesures d'assainissement en se conformant aux idées nouvelles ;

5° D'assurer les désinfections ;

6° De surveiller le fonctionnement des services d'hygiène publique dans toutes leurs parties et particulièrement le service des eaux ;

7° D'assurer le service sanitaire maritime ;

8° Enfin de faire l'éducation hygiénique des indigènes ; et j'insiste très spécialement sur ce dernier point.

On obtiendrait ce résultat sans peine. D'abord en provoquant de fréquentes tournées sanitaires dans la colonie. Au cours de ces tournées le médecin voyageur en même temps qu'il ferait la vaccination prescrirait l'exécution de telle ou telle mesure d'assainissement ; s'attacherait à faire détruire ou disparaître les moustiques, distribuerait de la quinine, enfin rédigerait des recommandations hygiéniques traduites en la langue du pays et qui seraient apposées sous forme d'affiches par les soins de l'autorité.

Les médecins sanitaires auraient, cela va de soi, l'obligation de rendre compte de toutes les parties de leur service au directeur de la santé sous forme de rapports mensuels et annuels.

Trois ou quatre médecins sanitaires seraient nécessaires dans chaque colonie importante.

Supposez, par exemple, qu'il s'agisse du Tonkin ; quatre

médecins seraient ainsi répartis : un médecin dans chacun des deux grands centres Hanoï et Haïphong et deux *médecins voyageurs* pour la brousse.

Une grande latitude, une autorité toujours soutenue par les pouvoirs publics ; la certitude d'être écoutés dans les conseils et les commissions, telles sont les prérogatives qu'on ne saurait refuser aux médecins sanitaires, sous peine de mettre entrave à toute œuvre utile de leur part.

M. le général Gallieni, gouverneur général de Madagascar, a admirablement compris le rôle du médecin colonial si l'on en juge par les résultats qu'il a déjà obtenus dans la grande île, où l'on voit à l'heure actuelle des conseils sanitaires et des commissions constituées en permanence, où un nombreux personnel médical, peut-être encore insuffisant, fait véritablement l'éducation de l'indigène.

Vouloir nier d'ailleurs l'autorité et l'influence du médecin sur les indigènes serait aller contre l'évidence. L'œuvre médicale constitue aux colonies un moyen puissant de gouvernement, et l'on ne saurait désormais mettre en doute la vérité de cette assertion, à savoir que l'hygiène et la colonisation vont de pair, et qu'on ne saurait tenter de les séparer sans porter atteinte au progrès économique et à la prospérité d'un pays : nous n'avons eu que trop souvent l'occasion de le constater ; et c'est de là que vient la réputation d'insalubrité des colonies françaises, si longtemps justifiée.

Aussi pour persévérer dans la voie des progrès accomplis peut-on, à juste titre, désirer que l'hygiène publique soit enfin organisée sur des bases scientifiques dans nos colonies, et qu'elle devienne désormais un service d'administration mis entre les mains de médecins instruits et spécialisés dans ce sens.

Il me reste, pour terminer cette question de l'hygiène publique, à vous parler des cimetières.

On choisira de préférence pour leur établissement un lieu modérément élevé, à une distance d'au moins deux kilomètres des agglomérations, et au vent de ces dernières ; un terrain modérément perméable à l'air et à l'eau des pluies. Il faudra éviter les argiles compactes. Les terres calcaires et siliceuses sont les meilleures. Il est, en effet, indispensable pour que la destruction des cadavres, de même que celle de toute matière organique, puisse avoir lieu, que l'oxygène atmosphérique et l'eau des pluies puissent y avoir accès, et que cette dernière puisse s'écouler lentement, mais d'une façon régulière. On aura soin d'éviter la proximité de cours d'eau dont on aurait à redouter les crues, et de faire creuser des puits dans le voisinage.

Dans aucun cas on ne devra remuer la terre des vieux cimetières, et tout particulièrement celle des cimetières ayant reçu les victimes des épidémies.

XIV

MALADIES ÉPIDÉMIQUES

La plupart des maladies qui sévissent épidémiquement dans les pays chauds y règnent aussi à l'état endémique. Mais ce n'est qu'à de certains moments qu'elles prennent l'allure épidémique, et cela sous des influences variées qui proviennent soit du milieu tellurique, soit des conditions météorologiques, ou bien encore des conditions sociales du moment, guerre, famine, encombrement, misère, alimentation vicieuse ou souillée.

Quel est le mode de diffusion des maladies épidémiques hors de leur foyer d'origine? Elle ne se fait pas ordinairement par le transport de l'agent infectieux par l'air, comme on aurait trop de tendance à le croire, et c'est là une notion très importante à retenir. Les épidémies sont transmises, au contraire, de proche en proche, soit par contagion plus ou moins directe — étant propagées par l'homme, ses effets, ses marchandises, ou bien encore par les animaux (variole, typhus, peste) -- soit par les eaux souillées (fièvre typhoïde, choléra).

Mais notez bien que chacun des cas créés par ce mode de propagation deviendra lui-même une autre cause de contagion directe ou indirecte constituant de la sorte un autre petit foyer, susceptible lui aussi d'en faire naître de semblables.

Enfin vous savez déjà qu'en certains cas le transport, voire même l'inoculation du contage, peut se faire par

les animaux comme les insectes ou les rats par exemple.
C'est ce qui se passe pour la fièvre jaune, qui dès maintenant doit être rayée de la liste des maladies épidémiques pour venir prendre sa place près de la grande endémie tropicale, le paludisme, dont elle se rapproche
sinon par les symptômes, du moins par son mode de propagation et par les mesures prophylactiques qui leur
sont communes ; pour la peste, dont les rats, les puces,
et bien d'autres animaux encore peuvent se faire les
agents de propagation.

Il va sans dire qu'un milieu favorable, c'est-à-dire le
milieu humain, est indispensable à l'extension des épidémies ; c'est pour cela que l'abandon des foyers épidémiques dès le début est souvent le meilleur moyen
d'éteindre l'épidémie sur place.

Quelle est la conduite à tenir en temps d'épidémie ?
Comment se protège-t-on le mieux et protège-t-on les
autres des atteintes du mal ? Comment enfin convient-il
de traiter les cas qui viennent à se produire loin de tout
centre, et de pratiquer les désinfections ? Ce sont là autant de questions qui ne sauraient vous être indifférentes à aucun titre et que je me propose maintenant d'examiner avec vous.

Rendre plus rigoureuses encore les précautions d'hygiène que vous connaissez déjà ; surveiller davantage
l'eau et l'alimentation ; surveiller particulièrement les
latrines ; éviter les fatigues de tout genre, les refroidissements ; redoubler de soins de propreté ; se laver
soigneusement les mains et les brosser minutieusement
avant de manger, avec des solutions antiseptiques ; en
un mot se protéger le plus possible sans faiblesse, et ne
pas pécher par excès de témérité : tel est le devoir de
tout homme en temps d'épidémie.

Une indication formelle, c'est d'isoler les malades au

plus vite. Mais encore faut-il que cet isolement ne soit pas illusoire, mais bien réel et qu'il soit parfaitement compris.

Donc aussitôt qu'un cas suspect se déclare on doit transporter le malade dans des pavillons d'isolement, et séance tenante faire évacuer le local où le malade a été atteint pour procéder à sa désinfection immédiate.

En cas de décès, les inhumations sont faites le plus vite possible par des indigènes. Le cercueil est garni d'un lit de chaux vive, ou de chlorure de chaux ou bien encore de sciure de bois imprégnée de solution phéniquée forte. Les chalits, draps, vêtements ayant servi pendant la maladie seront brûlés. De même on devra pouvoir détruire par le feu les pavillons ayant servi à l'isolement.

D'autre part, pour empêcher la propagation de l'épidémie de poste en poste, aucune troupe ne devra être mise en route pour un point non contaminé si elle a fourni récemment des cas de la maladie épidémique, à moins d'urgence absolue.

Les malades devront toujours être soignés sur place, et sous aucun prétexte évacués sur les localités non contaminées.

Inversement les évacuations des malades sur les formations sanitaires, ayant en traitement des victimes de l'épidémie, devront être suspendues.

Enfin si l'épidémie ne peut être jugulée sur place dès le début, il faut évacuer les foyers épidémiques, et disséminer les Européens dans les camps établis sur les hauteurs.

La prophylaxie urbaine aura pour objectif de redoubler la surveillance des eaux de boisson, l'inspection des logements et des marchés ; d'appliquer dans toute leur rigueur les mesures sanitaires maritimes ; de détruire systématiquement les animaux dangereux : moustiques, rats, etc. ; de rechercher la peste chez ces derniers ; de faire visiter les personnes en contact avec les malades ; de pratiquer les inoculations préventives, vaccin, sérum de Haffkine, sérum de Yersin, etc. ; de provoquer la déclaration obligatoire aux autorités civiles et militaires de tous les cas suspects.

Enfin, vous savez que des mesures internationales de prophylaxie ont été adoptées par les divers Etats d'Europe pour protéger ce pays de l'invasion des épidémies asiatiques. Or ces mesures sont applicables dans nos colonies.

Après qu'on eut reconnu l'insuffisance et l'inefficacité des cordons sanitaires, des quarantaines de rigueur, des lazarets, etc., de nouvelles conventions internationales furent arrêtées aux conférences de Venise de 1892, Dresde (1893), et, enfin, Venise (1897).

Les mesures adoptées consistent surtout :

1° A prohiber certaines marchandises suspectes, et en particulier les chiffons, drilles, débris d'animaux ;

2° A procéder à la désinfection du linge sale des provenants de pays contaminés ;

3° A exercer sur ces derniers, et dans la localité même où ils se rendent, une observation médicale de quelques jours.

Ainsi les quarantaines terrestres et maritimes disparurent d'elles-mêmes peu à peu pour faire place à des inspections médicales, à des mesures de désinfection, et à la délivrance aux voyageurs de passeports sanitaires permettant d'établir leur origine, de leur appliquer en cas de maladie les mesures d'isolement nécessaires, et d'éviter ainsi la création d'un foyer.

En France cette réforme de la police sanitaire maritime fut établie par un décret du 4 janvier 1896, mo-

difié un peu plus tard par un second décret du 15 juin
1899.

Ces décrets traitent de la patente de santé, que tout
navire en partance doit se procurer dans les quarante-
huit heures qui précèdent son départ, et qui a pour objet de mentionner l'état sanitaire du pays de provenance,
et particulièrement l'existence ou la non-existence du
choléra, de la fièvre jaune et de la peste.

« La patente de santé est nette ou brute. Elle est *nette*
quand elle constate l'absence de toute maladie pestilen-
tielle dans la ou les circonscriptions d'où vient le navire.
Elle est *brute* quand la présence d'une maladie de cette
nature y est signalée. Le caractère de la patente est apprécié par l'autorité sanitaire du port d'arrivée. (1) »

Le titre 7 du même décret établit le régime sanitaire
auquel est soumis un navire ayant une patente brute.
Il a été remanié par le décret du 15 juin 1899 de la façon suivante :

« 1° Le navire indemne, c'est-à-dire n'ayant présenté
pendant la traversée ni décès ni cas de maladie pesti-
lentielle quoique provenant d'une circonscription contaminée, aura la libre pratique après visite médicale,
et désinfection du linge sale, s'il a quitté le port
contaminé depuis plus de *cinq jours* en cas de choléra :
depuis plus de *sept jours* en cas de fièvre jaune, et *dix
jours* en cas de peste. Dans le cas où le départ serait plus
récent, les passagers et l'équipage seraient l'objet d'une
surveillance sanitaire jusqu'à l'expiration du délai fixé.

» 2° Le navire *suspect*, c'est-à-dire ayant des cas confir-
més ou suspects de maladies pestilentielles à bord, mais
aucun cas nouveau depuis *sept jours* (choléra), ou depuis
neuf jours (fièvre jaune), ou depuis *douze jours* (peste),

---

(1) Art. 5 du décret du 4 janvier 1896.

sera désinfecté et ses passagers seront *munis d'un passe-port sanitaire.*

» 3° Le navire est considéré comme *infecté* lorsqu'il présente un ou plusieurs cas de maladies pestilentielles, ou qu'il a présenté pour le choléra depuis *moins de sept jours ;* pour la fièvre jaune depuis *moins de neuf jours ;* pour la peste depuis *moins de douze jours.* Il débarquera ses malades qui seront isolés jusqu'à leur guérison ; les autres personnes seront maintenues en observation pendant *cinq jours* pour le choléra, *sept jours* pour la fièvre jaune et *dix jours* pour la peste. Le linge sale, les objets de literie seront désinfectés. Il est ensuite procédé à la désinfection du navire ou de la partie du navire contaminée. »

À l'époque où ce décret était promulgué, les récentes données sur la propagation de la fièvre jaune n'étaient pas encore connues ; mais l'on comprend aisément qu'à l'heure actuelle la prophylaxie spéciale à cette affection doive prendre une toute autre orientation.

Les conclusions de la mission française venant après les expériences américaines étaient bien faites pour renverser toutes les idées admises jusque-là au sujet de la contagiosité de cette maladie. Qu'on en juge plutôt par les extraits suivants :

« 24° Le contact avec un malade, ses effets ou ses excrétions, est *incapable de produire la fièvre jaune.* »

Ainsi donc, plus de désinfection d'objets de literie, de vêtements, de marchandises, etc., comme autrefois.

« 26° La fièvre jaune ne peut affecter un caractère contagieux *que dans les régions qui possèdent le « ste-gomya fasciata ».*

» 27° La prophylaxie de la fièvre jaune repose tout entière sur les mesures à prendre pour *empêcher le*

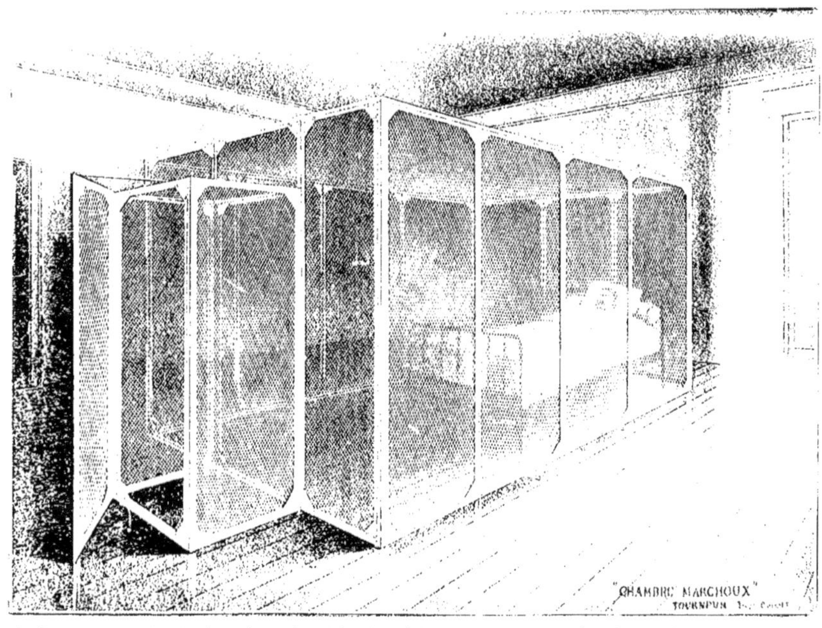

Fig. 95. — Chambre de Sergent, réglage à l'usage des malades atteints de fièvre jaune, ouverture à tambour et portes à fermeture automatique. Cliché prêté par MM. A. et G. Cahen, 66, rue d'Hauteville, Paris.

« *stegomya fasciata* » *de piquer l'homme malade et l'homme sain* (1). »

Par conséquent, l'application des simples mesures d'hygiène et de prophylaxie que vous connaissez permettront de juguler sur place l'épidémie. C'est là, il faut bien le reconnaître, un immense progrès. Sans nul doute, il faudra continuer à pratiquer l'*isolement;* mais combien cette mesure a-t-elle revêtu à l'heure actuelle une toute autre signification.

« L'isolement, tel qu'on le pratiquait naguère, dit le professeur Laveran, était illusoire ; et il ne faut pas s'étonner s'il n'empêchait pas la diffusion de la maladie. Les culicides avaient libre accès dans les habitations et les salles des hôpitaux où les malades étaient *isolés,* et, par suite, toutes les mesures prescrites se trouvaient inefficaces. »

Toutefois, la dissémination a encore sa raison d'être. Quant à la désinfection, elle est totalement modifiée ; elle devient *insecticide,* une habitation ne pouvant être considérée comme infectée que lorsqu'elle renferme des moustiques contaminés.

Il me reste, pour terminer cette question des épidémies, à vous donner maintenant quelques conseils pour le traitement des cas fortuits que vous aurez à soigner en dehors de la présence de tout médecin. Et puisque nous venons de parler de la fièvre jaune, nous commencerons, si vous le voulez, par cette grave affection.

Le diagnostic du début est assez difficile. On pourra confondre la fièvre jaune avec la fièvre bilieuse héma-

---

(1) Conclusion de la mission française.

turique, avec laquelle elle offre quelques points de ressemblance. Cependant, on remarquera que les malades n'ont pas eu d'urines sanglantes ; qu'ils accusent une douleur très vive à la région lombaire, douleur qui a été désignée sous le nom caractéristique de *coup de barre;* qu'ils ont la face congestionnée, de couleur rouge acajou, tandis que dans la fièvre bilieuse hématurique tout le corps est d'un jaune safran très accusé.

Dès que les vomissements noirs surviennent, le doute n'existe plus.

Les purgatifs ont toujours constitué le traitement par excellence de la fièvre jaune. La première indication est donc de purger énergiquement.

L'huile de ricin, ou la limonade au citrate de magnésie, si le premier purgatif n'est pas toléré, sont indiqués.

Contre les vomissements, le champagne frappé est toujours agréable aux malades, et souvent efficace.

Il faudra saigner au début.

A défaut de pouvoir pratiquer la saignée qui est assez difficile, on enlèvera 500 à 600 grammes de sang par l'application de ventouses scarifiées sur la région lombaire.

Contre l'ictère, on donnera du lait.

Enfin, pour combattre la fièvre, on se rappellera la méthode de traitement de la fièvre typhoïde par les bains froids et les lotions froides, qui donnent d'assez bons résultats.

Le bacille de la fièvre jaune, bacille de Sanarelli, se trouve dans le sang des malades, ainsi que le prouvent les expériences d'inoculation de la maladie. Il subit une évolution spéciale encore mal connue dans l'hôte intermédiaire qu'est pour lui le moustique *stegomya fasciata.*

Aux malades atteints de la fièvre typhoïde on appliquera le traitement suivant :

Avant toute chose, il faudra s'abstenir de donner des

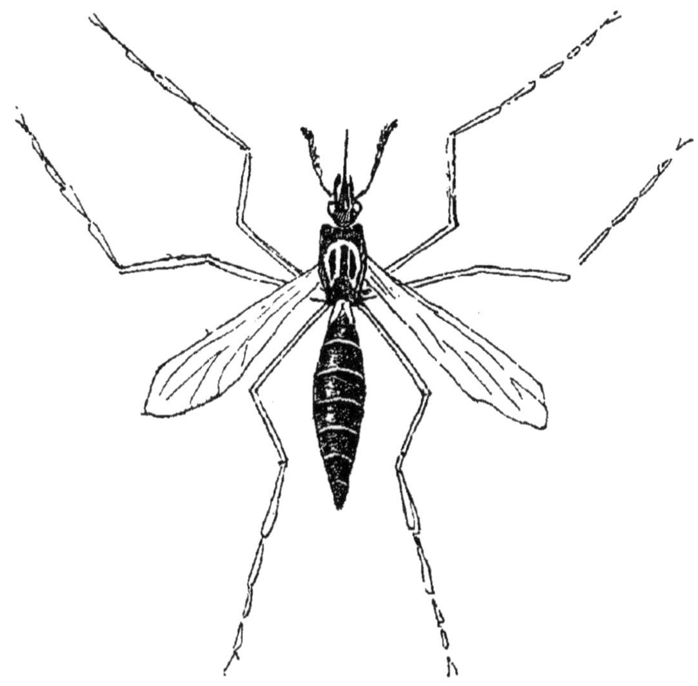

Fig. 47. — *Culex fasciatus* ou *Stegomya fasciata*, moustique propagateur de la fièvre jaune.

aliments solides, pendant tout le cours de la maladie et les quinze premiers jours de la convalescence.

Lait, bouillon, thé, champagne ; un ou deux lavement frais d'eau bouillie légèrement salée ; de très légers purgatifs tous les deux ou trois jours.

S'il y a de la diarrhée, quatre cachets par jour avec chacun :

Benzoate de bismuth . . . .   30 centigr.
Benzo-naphtol....   20   —

Mais par-dessus tout le traitement consistera à plonger les malades deux ou trois fois par vingt-quatre heures dans une baignoire pleine d'eau froide (T. 25°). Si on ne dispose pas de baignoire, on fera des affusions avec une éponge, ou on pratiquera l'enveloppement dans un drap mouillé.

S'agit-il du choléra ? Les malades seront traités de cette façon :

Contre les vomissements, champagne frappé, eau chloroformée ;

Contre la diarrhée, 25 à 30 grammes d'élixir parégorique dans du thé très chaud et alcoolisé ;

Contre les crampes, frictions à la térébenthine ;

Enfin, contre l'algidité ou refroidissement, boules d'eau chaude, briques chaudes, incessamment renouvelées ; ou bien encore bains à 40°, d'une durée de quinze à vingt minutes.

On donnera en outre de grands lavements d'eau salée tiède, ou bien on fera des injections massives de sérum artificiel, si on le peut.

L'agent infectieux du choléra, le *bacille virgule, vibrion cholérique,* se développe dans les terres alluvionnaires des deltas des fleuves. Il se reproduit dans le sol à une faible profondeur, à la surface dans les détritus, les eaux stagnantes. Sa repullulation est d'autant plus active que la température est plus élevée. D'après Pettenkoffer, le choléra augmente avec l'abaissement de la nappe d'eau souterraine, diminue avec son relèvement. C'est la théorie des oscillations inverses.

La peste est une maladie assez difficile à reconnaître. naître.

Le milieu endémique, la multiplicité des cas de fièvre intense avec bubons mettront sur la voie du diagnostic.

Il n'y aura aucun doute si l'éclosion de l'épidémie a été précédée d'une grande mortalité sur les rats qu'on aura vus quitter leur retraite pour se traîner misérablement dans les rues.

Vous savez qu'une des mesures préventives les plus efficaces de la peste consiste à faire aux rats une guerre acharnée ; mais le rôle joué par les rats dans la propagation de la peste n'est pas des plus directs. On attribue aux puces parasites de ces animaux le rôle de véhiculer le virus éminemment contagieux de cette maladie épidémique.

Quoi qu'il en soit de sa propagation, qui pourrait se faire par ingestion, étant donnée la facilité avec laquelle les animaux contractent la peste par cette voie, nous sommes suffisamment armés par le sérum antipesteux pour combattre, souvent avec avantage, cette redoutable affection.

Vingt à quarante, voire même soixante à quatre-vingts centimètres cubes de sérum de Yersin doivent être injectés journellement sous la peau tant que la fièvre n'a pas disparu ; c'est du sérum de sang de cheval préalablement immunisé contre la peste.

Les résultats obtenus jusqu'ici ne se sont pas encore démentis. Les guérisons sont dans les proportions de 90 p. 100 environ.

Le sérum de Yersin n'est pas seulement curatif, il est aussi préventif. Une dose de 20 centimètres cubes confère vis-à-vis de la maladie une immunité qui dure environ quinze jours.

Citons encore le sérum de Haffkine utilisé par les Anglais dans l'Inde.

Le bacille de la peste *(bacille de Yersin)* se trouve

dans le sang, dans les ganglions des malades ; il se conserve dans les endroits obscurs et humides, dans les cadavres des pestiférés, dans le sol. Ce bacille est très peu résistant, la dessiccation et l'exposition au soleil le tuent rapidement.

Il ne faut pas perdre de vue que les animaux de basse-cour, poulets, canards, dindons, pigeons, peuvent contracter la peste par l'intermédiaire des rats ; que les porcs peuvent également prendre la peste par ingestion alimentaire ou accidentelle de produits pesteux.

Avant d'enlever, pour les enfouir ou les brûler, les rats ou autres animaux morts au cours d'une épidémie, il faut les ébouillanter.

De par ce qui précède, vous connaissez le traitement d'urgence des trois grandes maladies épidémiques des pays chauds ; mais si cela vous est à coup sûr indispensable, ce n'est pas toutefois la seule des préoccupations que vous devrez avoir en temps d'épidémie.

Il faudra savoir pratiquer les désinfections.

Dans tous les postes, des solutions mères concentrées devraient être confiées à la garde du chef de poste qui les conserverait toujours sous clef, étant donné leur degré de toxicité.

Ces solutions pourraient être, par exemple :

Solution A.

Bichlorure de mercure......................	10 gr.
Sulfate de cuivre.....	250 —
Chlorure de zinc	500 —

Pour cinq litres d'eau, étendre de 10 fois son volume d'eau pour en faire usage.

Ou bien la solution cuivro-mercurique suivante recommandée par M. l'inspecteur Grall :

Solution mère.

Chlorure mercurique	20 gr.
Sulfate de cuivre.....................	75 50
Acide chlorhydrique................ ..	75 cmc

(Quantité suffisante d'eau pour compléter à deux litres.)

Vingt centimètres cubes de cette solution dans un litre d'eau donnent immédiatement la solution *très forte*, pour neutraliser les déjections, les secrétions, les crachats, les vidanges.

Dix centimètres cubes donneront la solution *forte* pour désinfection des parois, plafonds, planchers ; des cabinets d'aisances, urinoirs, éviers, lavabos et trempage des linges souillés.

Enfin, cinq centimètres cubes donnent la solution *faible* pour le lavage des mains, de la vaisselle, des fourchettes, cuillers, gobelets, etc., et pour les lotions à faire aux malades.

On peut aussi faire usage de solutions concentrées de chlorure de chaux à 100 grammes pour 1.200 d'eau étendues de 10 fois leur volume d'eau.

Les germes humides étant plus facilement détruits que les germes desséchés, on fera toujours bien d'arroser largement avant de faire agir les désinfectants.

Les sulfates de fer, de cuivre, de zinc, le permanganate de potasse, le crésyl, le thymol agissent surtout comme désodorants.

Les objets de literie n'ayant pas de valeur et ne pouvant être désinfectés seront brûlés ; la laine des matelas ne pouvant être efficacement désinfectée que par le passage à l'étuve à vapeur sous pression, si on ne dispose pas de cet appareil, il faudra encore la détruire par le feu.

Les enveloppes de matelas, d'oreillers, les draps de lit, le linge peuvent être stérilisés dans les cuves à désinfection par trempage du système Geneste et Herscher.

Le matériel métallique doit être flambé.

Les vapeurs d'acide sulfureux et surtout d'aldéhyde formique seront utilisées pour la désinfection des appartements.

Mais ce n'est pas tout. On pourrait être amené à agir sur les indigènes pour leur imposer certaines mesures d'assainissement et de désinfection. Or, cela ne se fera pas toujours aisément. Les indigènes opposent souvent à de telles mesures une résistance des plus énergiques, si l'on songe que, lors d'une des premières épidémies de peste de Hong-Kong, on dut, pour faire accepter aux populations des quartiers chinois les mesures de désinfection, les menacer de bombardement.

A Madagascar, dans une des récentes épidémies de peste de Tamatave, les indigènes cachaient soigneusement à l'autorité les cas qui se déclaraient dans leurs maisons. Ils allaient même jusqu'à transporter la nuit sur la voie publique les cadavres de leurs parents et amis, afin d'échapper aux mesures prises par le gouvernement pour arrêter l'épidémie.

XV

PLANTES TOXIQUES ET ANIMAUX NUISIBLES

Je ne voudrais pas terminer ces causeries sans vous mettre en garde, d'une part, contre certaines plantes toxiques non alimentaires, et certains animaux nuisibles ou dangereux, et sans vous indiquer aussi quelle conduite il vous faudra tenir en cas d'accidents ayant leur origine dans l'une ou l'autre de ces deux causes.

Or, parmi les plantes toxiques des pays chauds, il en est de réellement très dangereuses et qu'il est bon de connaître ; en voici quelques-unes :

1° La *brinvillière,* qui tire son nom de celui de la célèbre empoisonneuse marquise de Brinvilliers *(spigelia anthelmia),* famille des solanacées ; c'est une plante à feuilles longues opposées, à fleurs d'un blanc sale tachées de pourpre.

2° Le *mancenillier vénéneux (mancenilla venenata),* de la famille des euphorbiacées, dont le fruit, très analogue à une petite pomme d'api, en est d'autant plus dangereux ; il contient un suc qui agit comme un poison âcre irritant.

3° La *pomme poison ;* c'est ainsi qu'on nomme aux Antilles françaises le *solanum mammosum* de la famille des solanacées. Ce fruit a, lui aussi, la forme et le volume d'une pomme. C'est un violent poison narcotico-âcre.

4° Le *pignon d'Inde, pourguère (jatropha curcas),* de la famille des euphorbiacées, série des jatrophées dont la graine analogue à celle du ricin a des propriétés purgatives très énergiques. J'ai eu à constater à Madagascar plusieurs cas d'empoisonnement par ces graines chez des soldats du corps expéditionnaire.

5° Le *sablier élastique (hura crepitans)*, de la famille des euphorbiacées, série des excœcariées. Le suc laiteux de cet arbre contient du caoutchouc ; son contact est très dangereux pour les yeux où il peut déterminer des accidents très graves. Le fruit est une capsule aplatie et ronde à douze coques se séparant les unes des autres avec élasticité. La graine qu'il contient est excessivement dangereuse ; elle a des propriétés purgatives et émétiques à la fois.

6° Il faut se méfier aussi de la graine du ricin, bien que quelques imprudents l'emploient parfois pour se purger. Prises en trop grande quantité, les graines du ricin déterminent une purgation intense avec ulcération du tube intestinal. La soif est vive ; les urines sont quelquefois supprimées ; la mort même peut survenir dans le coma.

7° Je vous citerai encore le *datura stramonium*, qui croît dans presque dans tous les pays chauds.

Cette plante est toxique dans toutes ses parties.

Les symptômes de l'empoisonnement peuvent se résumer ainsi. C'est d'abord un malaise général, puis du délire, des hallucinations ; la pupille est dilatée ; il y a de la sécheresse de la peau et des muqueuses, la soif est ardente, le visage fortement congestionné, la démarche hésitante. La mort ne survient pas toujours ; mais il persiste souvent un état maniaque qui peut durer très longtemps.

8° Les *sumacs* ou *rhus (arbres à vernis)*, plante de la famille des térébinthacées, série des anacardiées, sont vénéneux dans toutes leurs parties fraîches, et dans presque toutes les espèces.

L'inconvénient principal qu'il convient de signaler aux Européens, c'est la dermite spéciale que les émanations des sumacs provoquent à distance. C'est l'*eczé-*

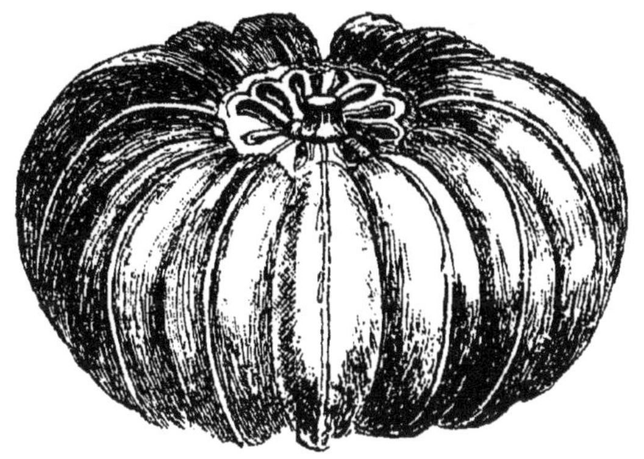

Fig. 48. — *Hura crepitans*, sablier élastique (fruit).

ma de la laque, bien connu de ceux d'entre vous qui ont vécu en Indo-Chine, où ils ont pu le remarquer chez les ouvriers qui travaillent la laque extraite du *rhus vermicifera.*

L'affection est caractérisée par de la rougeur de la peau, des démangeaisons, de la tuméfaction, voire même une éruption vésiculeuse sur toutes les parties à découvert. La médication consiste en la suppression de la cause, de légers purgatifs, des application froides d'eau blanche, ou d'eau boriquée, des lotions alcalines.

9° La *fève de Calabar, eséré* de l'Afrique tropicale, *physostigma venenosum,* des botanistes; famille des légumineuses papilionacées, série des phaséolées, constitue un des toxiques les plus puissants du règne végétal. Elle est employée comme *poison d'épreuve* par les féticheurs du Calabar, du Dahomey, des Côtes-d'Or et d'Ivoire.

Ce poison agit par paralysie graduelle des muscles

de la vie organique. La mort survient par asphyxie, suite de la paralysie du diaphragme.

Puis dans la catégorie des toxiques utilisés comme poison d'épreuve, je vous citerai encore :

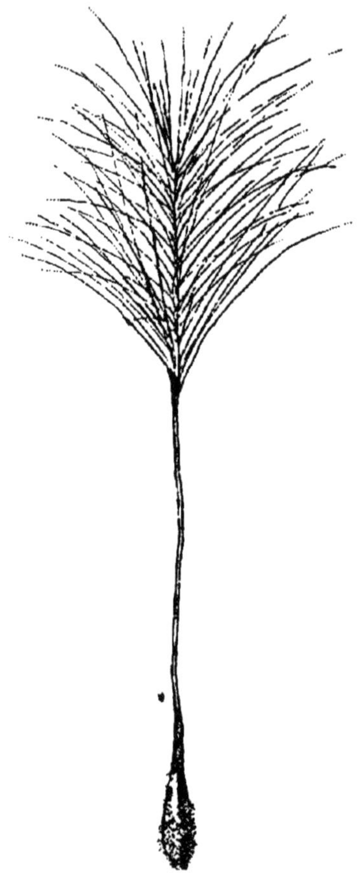

FiG. 49. — *Strophantus hispidus* (graine).

10° Le *strophantus*, famille des apocynacées, qui est employé par certains indigènes comme poison d'épreuve, et par d'autres comme poison des flèches.

Le strophantus est un poison du cœur dont il précipite d'abord les battements, pour les ralentir ensuite. La mort survient par arrêt du cœur et de la respiration.

11° Le *tanguin (voa tanghin* des Malgaches), *tanghinia venenifera* de la famille des apocynacées, est le poison d'épreuve des Sakalaves qui l'utilisent de temps immémorial.

A leur arrivée dans l'île, les Hovas adoptèrent bien vite cette sorte de « jugement de Dieu » qui leur servit à asseoir leur domination.

Le tanguin est un excitateur réflexe de la moelle. Il accélère d'abord les mouvements du cœur et de la respiration, puis les ralentit et enfin en détermine l'arrêt.

12° Au Gabon, c'est le *m'boundou* ou *icaja*, qui est employé dans le même but. Ce dernier poison agit à la façon de la strychnine, en convulsionnant et tétanisant les muscles. Ce sont les féticheurs eux-mêmes qui préparent le breuvage d'épreuve qui consiste en une macération de la racine de la plante. Après avoir bu, l'accusé doit pouvoir franchir un bâton tenu horizontalement à 50 centimètres du sol. S'il y réussit, il est déclaré innocent. Dans le cas contraire, il est aussitôt massacré.

Si donc vous avez l'occasion, plus fréquente qu'on le croit généralement, d'avoir à combattre des cas d'empoisonnement par ingestion, rappelez-vous que la première de toutes les indications est de faire vomir le malade par tous les moyens qui sont en votre pouvoir : ipéca, émétique, apomorphine, titillations de la luette à l'aide d'une barbe de plume.

En second lieu, il faut pratiquer la respiration artificielle.

Ensuite, donner des stimulants, alcool, champagne, ammoniaque, éther en inhalations.

Enfin, pratiquer la flagellation avec une serviette mouillée, provoquer la sudation.

Plus spécialement, si vous soupçonnez l'empoisonnement d'avoir été produit par une solanée, morelle, belladone, datura, il y aura lieu d'insister sur l'administration de doses considérables de café noir très fort.

Est-ce, au contraire, la fève de Calabar qui a déterminé l'intoxication ? Alors il faudra administrer, si on en dispose, la teinture de belladone à la dose de quinze gouttes par la bouche ou par le rectum ; le chloral à la dose de 4 à 6 grammes ; la teinture de noix vomique à la dose de 50 centigrammes à 1 gramme dans les cas désespérés par les mêmes voies.

S'agit-il d'une strychnée, d'une apocynée, noix vomique, tanguin, m'boundou, vous vous adresserez surtout :

1° Au bromure de potassium, 6 à 8 grammes :
2° Au chloral, à la même dose ;
3° Aux inhalations d'éther et de chloroforme.

Supposons maintenant, et c'est encore le cas le plus fréquent, que l'intoxication doive être attribuée à l'opium ; il faudra de nouveau utiliser le café très fort et très chaud.

Les injections sous-cutanées de caféine.

La teinture de belladone à la dose de 1 gr. 50 à 1 gr. 75 par la bouche ou en injections sous-cutanées. Enfin il faudra stimuler le malade et tâcher de le tenir éveillé par tous les moyens possibles.

Mais ce n'est pas tout. En dehors des empoisonnements par ingestion, vous pouvez aussi être amenés à combattre les intoxications provoquées par les armes empoisonnées dont certaines peuplades sauvages font encore usage malgré l'introduction récente chez eux des armes à longue portée d'origine européenne. M. le professeur Le Dantec consacre à cette question un intéressant chapitre dans son précis de pathologie exotique. D'après lui, « l'usage des armes empoisonnées paraît remonter aux périodes préhistoriques, et s'est perpétué jusqu'à nos jours chez l'homme primitif ».

» Dans le Ramayana, cette *Iliade* de l'Inde, nous voyons Latchoumana, le valeureux guerrier, demeurer invincible, le corps percé de flèches empoisonnées avec le venin du *cobra capello*.

» Chez les Grecs nous trouvons un grand nombre de documents sur la question des flèches empoisonnées, flèches dont se sert Pâris pour tuer Achille, et celles dont se sert Hercule pour tuer Nessus.

» Les armes trouvées dans les ruines laissées par les Phéniciens en Afrique et en Asie Mineure montrent également que cette coutume fut en honneur chez eux. (1) »

Actuellement, dans tous les continents, les peuplades sauvages se servent d'armes empoisonnées.

En Afrique, la plupart des nègres en font usage depuis le pays des Hottentots jusqu'aux bords du Niger, où j'ai pu étudier moi-même dans le pays de Segou la préparation du poison que font les indigènes avec une variété de strophantus dont l'espèce botanique est encore imparfaitement connue, mais qui paraît être le strophantus hispidus.

Ce mode de préparation diffère peu de celui qui a été décrit depuis par le docteur Le Dantec d'après mes camarades Boyé et Bereni.

A Segou la préparation se fait de la façon suivante : dans une marmite on met d'abord la graine du stro-

---

(1) Le Dantec, *Pathologie exotique*, p. 872.

phantus ; on y ajoute divers ingrédients végétaux à suc visqueux destiné à faire adhérer le poison au fer ; de l'urine, de la terre, de l'eau et l'on fait bouillir et réduire le tout à consistance d'extrait.

Dans les combats et particulièrement dans les assauts les défenseurs des *tatas* ont près d'eux un pot contenant le poison fraîchement préparé, et dans lequel ils trempent la flèche au moment de tirer.

L'action de ce poison à l'état frais est très rapide.

Cette action a été suivie par M. le médecin principal Collomb, et par mon camarade Bereni aux combats de Diena et de Yagbassou.

« Les symptômes ont toujours été les mêmes. Les blessés se couchent par terre en poussant des gémissements, et en grattant le sol ; la tête retombe sur la poitrine, les mouvements respiratoires deviennent de plus en plus rare ; le pouls est petit, filiforme ; les battements du cœur diminuent de fréquence et s'arrêtent brusquement ; la langue sort de la bouche, les yeux sont convulsés en haut, et la mort arrive dix à vingt minutes après la blessure. (1) »

Avec la racine d'une plante de la famille des apocynacées, et qu'ils appellent *ouabaïo*, les Somalis de la côte orientale de l'Afrique préparent un extrait aqueux avec lequel ils empoisonnent leurs flèches. De même que le strophantus, le ouabaïo est un poison du cœur, et il a à peu près la même action que ce dernier.

Le curare est le poison bien connu des Indiens de l'Amérique du Sud ; la façon dont il est préparé, et les ingrédients qui entrent dans sa composition, varient suivant les tribus qui le préparent.

---

(1) Le Dantec, *loc. cit.*

Dans tous les cas le *curare* provient de strychnées rentrant dans une des trois variétés suivantes :

1° *Strychnos castelnœana ;*

2° *Strychnos toxifera ;*

3° *Strychnos Crevauxii ;* cette dernière est ainsi nommée en l'honneur de Crevaux, médecin de la marine, qui fit à la Guyane française et dans le haut Amazone d'importantes tournées scientifiques et qui fut massacré au cours de ses explorations par les Indiens Tobas.

On connaît l'action toxique du curare, si magistralement mise en évidence par Claude Bernard, et si usitée depuis en physiologie.

Cette action porte sur les terminaisons nerveuses motrices qu'elle paralyse, la contractilité musculaire restant intacte, et la sensibilité entière.

La mort survient par arrêt du cœur.

A Java, en Indo-Chine, les indigènes utilisent comme poison des flèches le suc de l'*upas antiar*, arbre de le famille des ulmacées. Le poison se prépare de la façon suivante :

Au suc de l'antiar on ajoute de l'oignon, de l'ail, du galanga, et encore une autre espèce d'amome, puis une variété de taro. On jette dans le mélange des graines de piment frutescent qui s'agitent en tournoyant dans le liquide, puis du poivre et d'autres graines de piment, et ainsi de suite jusqu'à ce que les graines de piment restent immobiles. Alors la préparation est terminée.

Aux Moluques, et dans les îles de la Sonde un autre poison des flèches, l'*upas tieute*, est extrait d'une strychnée, le strychnos tieute.

Certains sauvages empoisonnent aussi leurs flèches avec le venin des serpents, crotale, cobra capello, avec le venin d'une certaine rainette, de crapauds, etc.

Enfin les indigènes des Nouvelles-Hébrides font usage de flèches dont les pointes en os très aiguës et souvent barbelées, ont été trempées dans les boues tétanifères des marécages, ou bien enterrées dans les cadavres d'animaux en décomposition. Souvent même les flèches sont empoisonnées par l'un et l'autre de ces deux procédés. Leur blessure provoque donc ou le tétanos ou une septicémie rapidement mortelle. Ces armes sont très dangereuses.

Maintenant que vous connaissez la plupart des poisons des flèches, voici quelle est la conduite à tenir en cas de blessure par un de ces engins :

D'abord, et s'il s'agit d'un membre, appliquer le plus tôt possible une forte ligature à la base de ce membre, afin de s'opposer à la diffusion du poison dans l'organisme.

Ensuite faire une incision en croix de la plaie et pratiquer une force succion, ou bien encore appliquer une ventouse.

On peut aussi cautériser profondément après ces deux opérations préalables.

Dans les blessures par flèches empoisonnées par le strophantus, Le Dantec recommande de neutraliser chimiquement le poison dans la plaie au moyen d'une solution saturée de tanin ou, à défaut, avec une décoction d'écorce quelconque très riche en tanin, ou même avec du vin de campagne.

On fera bien, dans la plupart des cas, d'ajouter à ces soins l'injection de 10 centimètres cubes de sérum antitétanique.

Pour terminer cette causerie je veux maintenant vous entretenir des animaux dangereux ou nuisibles : les uns, soit parce qu'ils servent de véhicule aux germes morbides, à des matières putrides, etc., ou bien encore par leur parasitisme; les autres, parce que la blessure qu'ils déterminent avec les organes de leur défense est envenimée.

Ainsi nous voyons tout d'abord la mouche ordinaire se faire l'agent propagateur de la pustule maligne (charbon) ; de l'ophtalmie granuleuse ; la mouche dite *lucilia hominivorax* déposer dans les fosses nasales et les sinus frontaux de l'homme ses larves qui peuvent devenir la cause d'accidents rapidement graves, quelquefois mortels; les *calliphores*, les *sarcophages* déposent également leurs larves dans différentes parties du corps, dans les yeux, les oreilles, sur les plaies.

Les abeilles elles-mêmes peuvent devenir dangereuses en certains pays, lorsque les essaims cherchent à se fixer, et qu'ils sont dérangés soit au repos, soit dans leur marche.

J'ai vu au Soudan, dans ces conditions, un essaim d'abeilles attaquer un convoi, affolant les animaux, les conducteurs, et faisant de nombreuses victimes.

On sait que l'abeille pique avec un aiguillon barbelé entouré d'un étui corné qu'elle porte à l'extrémité de son abdomen. C'est cet étui qui pénètre dans la peau lorsque l'abeille pique. L'aiguillon se glisse ensuite à l'intérieur de l'étui portant au contact de la plaie le venin irritant; puis lorsque l'abeille s'envole l'adhérence de cet appareil est telle qu'il reste fixé dans la peau en s'arrachant en entier de l'insecte.

Lorsqu'elles sont nombreuses les piqûres des abeilles peuvent provoquer de sérieux désordres qui vont parfois jusqu'à la mort.

Voici quels sont les phénomènes morbides qu'on peut constater :

Fièvre, frissons, maux de tête, troubles visuels, ralentissement du pouls, de la respiration, etc.

Le traitement consiste à extraire les aiguillons et à lotionner les blessures avec des solutions ammoniacales froides.

Les *scorpions, scolopendres* et les *araignées* peuvent aussi provoquer des accidents d'envenimation. Parmi les araignées les plus dangereuses sont : la *mygale, menavody* des Malgaches ; l'*araignée-crabe*, la *galéode*, la *malmignatte*, la *tarentule*.

Les fourmis, qui abondent dans certains pays et dont quelques espèces voyageuses se déplacent quelquefois fort loin, peuvent être rendues responsables de nombreux méfaits. Les enfants, les blessés sont quelquefois les victimes de ces insectes qui se précipitent par milliers sur les animaux sans défense. Telle est la fourmi voyageuse du Soudan, le magnan, le flammant de la Guyane.

Le *ver de Guinée* est une filaire dont l'étude doit intéresser particulièrement le chef de détachement de tirailleurs africains, car elle rend souvent indisponible une bonne partie de son effectif. Les indigènes sont très habiles à extraire le ver de Guinée dont l'habitat ordinaire est le tissu cellulaire des membres inférieurs. Ils le tirent en l'enroulant peu à peu sur une allumette.

Les serpents sont les plus dangereux de tous les animaux venimeux ; les principales espèces sont :

Les *najas, cobras-capello* ou *serpents à lunettes*, qui aplatissent leur partie cervicale par écartement des premières paires de côtes ; le *bothrops, fer de lance* ; les *aspics* ou najas noirs, serpents cracheurs d'Afrique et qu'on trouve aussi en Indo-Chine. Le liquide lancé par l'animal lorsqu'il crache déterminerait d'après les indigènes, s'il atteint les yeux, des conjonctivites assez graves.

Je vous citerai encore le *crotale* ou serpent à sonnettes, le *trigonocéphale*, le *céraste* ou vipère cornue, etc.

A l'heure actuelle, grâce au sérum antivenimeux de Calmette, on peut arriver à enrayer l'intoxication provoquée par les blessures envenimées des serpents.

En cas d'accident de ce genre, on procédera comme je vous l'ai déjà indiqué pour les blessures des flèches. D'abord ligature à la base du membre, incision cruciale, succion, ventouse ; puis on fera la neutralisation du venin par une série d'injections autour de la plaie d'une solution d'hypochlorite de chaux à 1/60 et lavage de la plaie avec la même solution.

Enfin, on injectera sous la peau 10 centimètres cubes de sérum antivenimeux de Calmette.

XVI

HYGIÈNE MORALE

Encore un conseil et j'en ai fini. Je voudrais, au cours de cette dernière et brève causerie, vous entretenir de l'hygiène morale aux colonies.

L'hygiène morale ? Qu'est-ce donc que cela ? En quoi peut-elle bien consister, me direz-vous ? Peut-être même peut-il sembler à beaucoup d'entre vous que c'est là tout au moins un sujet superflu, et qu'il n'est pas besoin de conseils en pareille matière.

N'avons-nous pas tous, du fait même d'avoir fait choix d'une carrière presque exclusivement coloniale, l'énergie et l'endurance morale nécessaires à mener à bien les entreprises qui peuvent nous être confiées, à accepter tous les sacrifices qui peuvent aussi nous être imposés jusqu'au sacrifice inclus de notre existence ?

Oui, et cela est indéniable.

Aussi n'est-ce pas de la force morale indispensable à tout colonial que je veux vous entretenir ici.

Ce dont je veux surtout vous garder, c'est de l'indigénisation morale progressive qui, peu à peu, sans qu'on y prenne garde, s'empare de notre mentalité d'Européen transplanté, et s'y développe à un point tel qu'elle s'impose bientôt inconsciemment, et qu'elle arrive à déterminer la plupart de nos actions.

Ce dont je voudrais par-dessus tout vous persuader, c'est qu'il faut à tout prix, même dans l'isolement le plus fatal, s'appartenir entièrement, rester Européen jusqu'au bout; ne pas sacrifier, en un mot, aux mœurs des indigènes. C'est le seul moyen, en somme, de mener à bien l'œuvre dont chacun d'entre nous peut revendiquer sa part, et qui consiste à répandre, à imposer au besoin à nos protégés les idées de justice, de bonté, de fraternité qui sont les idées françaises.

Trop souvent, dans l'incommensurable éloignement qui nous retranche du monde civilisé, la lutte de tous les instants pour la vie même, les difficultés dont on trouve à chaque pas sa route semée; les déboires, les regrets peut-être, la solitude enfin qui grossit tout, les rancunes et les susceptibilités, et qui exalte les passions des hommes doués d'une ardente imagination, tout cela a vite fait de créer chez le colonial cet état d'instabilité, d'asthénie nerveuse, de neurasthénie, pour dire le mot, état psychique qui est connu de vous tous sous le nom de *soudanite*.

Vous en connaissez de terribles exemples.

Eh bien ! c'est là-contre qu'il faut réagir et ce sont les moyens d'y parvenir qui constituent précisément ce que j'appellerai l'hygiène morale coloniale.

La pente qui mène le plus rapidement à cet état de psychologie morbide, c'est l'adoption trop exclusive et trop rapide des mœurs indigènes. L'excessive facilité de ces dernières fait perdre de vue, beaucoup trop aisément peut-être, les justes contraintes des lois morales qui sont l'apanage des nations civilisées. Or, l'officier et le soldat lui-même sont, aux yeux des indigènes, les représentants d'une civilisation plus avancée ; ils doivent donc, par la dignité de leur vie privée, se faire les éducateurs moraux des indigènes, tout en les faisant bénéficier, au point de vue professionnel, des procédés perfectionnés de notre civilisation.

Donc, pour relever le moral défaillant de vos hom-

mes, pour les empêcher de s'avilir, pour les défendre
en dépit d'eux-mêmes contre les tentations de toute
sorte qui les sollicitent constamment ; pour leur faire
accepter avec résignation les sacrifices qu'on est en droit
d'en attendre, il faut que votre sollicitude ne se trouve
jamais en défaut. Il faut que le soldat conserve une
haute idée de lui-même, et qu'il sente bien que lui aussi
contribue, pour sa propre part, à la grande œuvre d'hu-
manité. Il faut qu'il se sente près de vous un auxiliaire
précieux. Il faut aussi qu'il soit bien chez lui dans son
casernement.

La discipline militaire trop souvent relâchée, l'éducation et la discipline hygiéniques encore à créer, l'éducation intellectuelle, instruction des divers degrés, le
travail manuel, les exercices ; enfin, les distractions de
tout genre : voilà les instruments qui sont entre vos
mains et grâce auxquels vous obtiendrez toujours les
meilleurs résultats.

C'est, en effet, l'oisiveté, vous le savez bien, qui, mauvaise conseillère, conduit à tous les excès et devient par
là-même un danger. Elle amène avec elle l'ennui et tout
son fâcheux retentissement sur les fonctions physiologiques, dyspepsie, hypocondrie, mutisme, mélancolie, etc.
Elle amoindrit le soldat, en lui faisant perdre ses qualités essentielles qui sont l'endurance physique, l'apti-
tude à la marche et aux exercices corporels.

Enfin, et par-dessus tout, chassez sans merci les mer-
cantis de tout genre qui se traînent après nos troupes
en colonne et dressent leurs gourbis à la porte même
des camps et des quartiers.

Punissez de façon exemplaire l'ivresse de quelque
provenance qu'elle soit, qu'elle vienne de l'alcool, ou de
la plus dégradante, de la plus abrutissante des drogues
enivrante connues : j'ai nommé l'*opium*.

Et c'est là-dessus que je terminerai, en vous entretenant maintenant de ce genre d'ivrognerie à laquelle trop d'Européens s'adonnent à l'heure actuelle, sans trop savoir pourquoi ; par curiosité, par désœuvrement peut-être, et, disons-le aussi, par *pose*, l'opium étant réputé, par ses adeptes, un poison de choix, un vice distingué dont les intelligences délicates et fines sont seules à même d'apprécier le charme et de goûter le prix.

Eh bien ! pour celui qui envisage froidement la question et qui recherche de l'opium ou de l'alcool lequel est le plus grossier, lequel dégrade et abrutit le plus complètement, l'embarras est grand. Il me semble cependant que l'opium est plus sûr, pour, d'une constitution vigoureuse et d'une intelligence d'élite, faire en peu de temps une loque humaine abêtie, bégayante, dépourvue d'énergie et de sens moral.

Quiconque a visité une fumerie d'opium a pu se rendre compte que ces bouges obscurs ont un aspect encore plus repoussant que celui du pire cabaret. C'est ordinairement une salle basse, humide et sombre, éclairée seulement des petites lampes fumeuses qui servent aux clients.

Sur un lit de camp, couvert de quelques vieilles nattes, les fumeurs sont couchés, indifférents à tout ce qui se passe autour d'eux. Les uns à peine *commencés* sont bavards et animés ; ils ont les yeux brillants et demi-fermés, la pupille rétrécie par la congestion cérébrale qui commence, le visage rouge.

D'autres, plus *avancés*, sont demi-somnolents, déjà pâles, immobiles, incapables à ce moment de vouloir ou de pouvoir quoi que ce soit.

Enfin, ceux qui sont *achevés*, inertes, dorment sur leur pipe, d'un sommeil de plomb, ivres-morts, absolument semblables à l'ivrogne d'alcool qui s'est endormi en buvant.

Au surplus, je vais vous dire en quelques mots comment les choses se passent pour celui qui fume l'opium. Cela vous permettra de voir que l'analogie la plus grande existe entre l'ivrognerie de l'opium et l'ivrognerie de l'alcool, et dans leurs effets immédiats, et dans leurs conséquences lointaines.

D'abord l'organisme du débutant se révolte et il n'y a guère pour lui que souffrance et dégoût, des vertiges, des vomissements analogues à ceux que provoque le tabac chez le jeune fumeur.

Puis l'accoutumance vient et l'opium est toléré. Les effets se font alors sentir dès la cinquième ou la sixième pipe. Il y a de l'excitation cérébrale, de la gaieté, du bien-être ; puis une ivresse plus complète, avec résolution musculaire, et le sommeil survient. Si la dose d'opium a été plus forte que de coutume, il peut y avoir une crise de narcotisme aigu, se terminant par la mort occasionnée par une congestion cérébrale ou pulmonaire.

Remplacez dans la courte description qui précède le mot d'*opium* par celui d'*alcool*, et il n'y aura rien à y changer.

L'analogie est encore plus frappante au lendemain des excès entre l'état de l'alcoolique et celui du fumeur d'opium : maux de tête, fatigue musculaire, empâtement de la bouche, torpeur de l'intelligence, nausées, vomissements, rien ne manque à la description classique du *mal aux cheveux* des ivrognes.

Voyons maintenant ce qui se passe dans l'intoxication chronique :

Le fumeur d'opium pâlit, maigrit, perd ses forces et

son appétit ; il ne dort plus, a des rêvasseries, du trem-
blement, des palpitations, de l'oppression. Il vomit le
matin aussitôt levé; il a de l'impuissance génitale. La
face prend une expression abêtie particulière, la sensibilité diminue; la marche devient lente, hésitante; la
parole est bégayante; puis viennent d'atroces hallucinations que rien ne peut chasser. C'est le *delirium tre-
mens* du narcotisme.

Au moral, le tableau n'est pas plus réjouissant. L'intelligence diminue, la mémoire disparaît, en même
temps que les sentiments de devoir et d'affection. Le
fumeur est indifférent à tout, il devient *menteur ;* le
travail le dégoûte ; il commettrait des bassesses ou
des actes blâmables pour se procurer la drogue qui lui
manquerait subitement. Bref, il perd le sens moral, ce
qui fait disparaître de son caractère toute franchise et
toute loyauté.

Le fumeur d'opium finit généralement par le ramol-
lissement, la paralysie générale, la folie, le suicide. Il
n'a rien à envier sous ce rapport à l'alcoolique. Le
résultat est identique, il lui ressemble jusque dans la
mort.

Je n'ajouterai rien de plus. Le fumeur d'opium est
un ivrogne au même titre que celui qui s'enivre d'eau-
de-vie. Son vice est aussi grossier, et son ivresse aussi
peu digne que celle de ce dernier. Ni l'un ni l'autre ne
sont enviables.

Il faut laisser aux Chinois la pipe de bambou, et se
garder de jamais la leur prendre même pour *voir,* même
pour *essayer ;* c'est là qu'est le danger.

FIN

BIBLIOGRAPHIE

Fonssagrives : *Hygiène navale.*

Just-Navarre : *Manuel d'hygiène coloniale.*

Kermorgant : *Sanatoria et camps de dissémination; Instructions sur les maladies épidémiques et contagieuses; Conditions hygiéniques de Tamatave; Notes sur la fièvre jaune à la Côte d'Ivoire*, etc., in *Annales de Médecine coloniale.*

Kermorgant et Reynaud : *Précautions pour les expéditions des pays chauds.*

Lacassagne : *Précis d'hygiène publique et privée.*

Laveran : *Traité des fièvres palustres; Compte rendu de la Société de Biologie*, 1903.

Le Dantec : *Pathologie exotique.*

Nielly : *Hygiène des Européens dans les pays intertropicaux.*

Reynaud : *L'armée coloniale au point de vue de l'hygiène pratique.*

J. Rochard : *Encyclopédie d'hygiène.*

Treille : *Hygiène coloniale; De l'acclimatation des Européens dans les pays chauds.*

TABLE DES MATIÈRES

	Pages.
Dédicace.	5
Préface.	9
I. — L'atmosphère.	17
II. — Le soleil.	39
III. — La chaleur.	48
IV. — L'acclimatement.	69
V. — Prophylaxie du paludisme.	75
VI. — Le sol.	109
VII. — L'habitation.	115
VIII. — La caserne.	143
IX. — L'hôpital.	156
X. — Le vêtement.	169
XI. — L'eau.	192
XII. — L'alimentation.	207
XIII. — Hygiène administrative.	247
XIV. — Maladies épidémiques.	263
XV. — Plantes toxiques et animaux nuisibles.	278
XVI. — Hygiène morale.	291
Bibliographie.	297

Paris et Limoges. — Imp. milit. Henri Charles-Lavauzelle.

Paris et Limoges. — Imprimerie militaire Henri CHARLES-LAVAUZELLE.

www.ingramcontent.com/pod-product-compliance
Ingram Content Group UK Ltd.
Pitfield, Milton Keynes, MK11 3LW, UK
UKHW010911160726
13695UKWH00007B/233